BestMasters

Mit „**BestMasters**" zeichnet Springer die besten Masterarbeiten aus, die an renommierten Hochschulen in Deutschland, Österreich und der Schweiz entstanden sind. Die mit Höchstnote ausgezeichneten Arbeiten wurden durch Gutachter zur Veröffentlichung empfohlen und behandeln aktuelle Themen aus unterschiedlichen Fachgebieten der Naturwissenschaften, Psychologie, Sozialwissenschaften, Technik und Wirtschaftswissenschaften. Die Reihe wendet sich an Praktiker und Wissenschaftler gleichermaßen und soll insbesondere auch Nachwuchswissenschaftlern Orientierung geben.

Springer awards "**BestMasters**" to the best master's theses which have been completed at renowned Universities in Germany, Austria, and Switzerland. The studies received highest marks and were recommended for publication by supervisors. They address current issues from various fields of research in natural sciences, psychology, social sciences, technology, and economics. The series addresses practitioners as well as scientists and, in particular, offers guidance for early stage researchers.

Carolin Junghahn

Entwicklungsmöglichkeiten von akademisch ausgebildeten Klinik-Hebammen in Deutschland

Eine prospektive Querschnittstudie

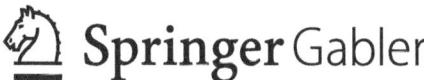

Carolin Junghahn
Medizinische Fakultät
Eberhard-Karls-Universität Tübingen
Bad Nauheim, Deutschland

ISSN 2625-3577   ISSN 2625-3615 (electronic)
BestMasters
ISBN 978-3-658-47851-3   ISBN 978-3-658-47852-0 (eBook)
https://doi.org/10.1007/978-3-658-47852-0

Die Deutsche Nationalbibliothek verzeichnet diese Publikation in der Deutschen Nationalbibliografie; detaillierte bibliografische Daten sind im Internet über https://portal.dnb.de abrufbar.

Planung/Lektorat: Karina Kowatsch
Springer Gabler ist ein Imprint der eingetragenen Gesellschaft Springer Fachmedien Wiesbaden GmbH und ist ein Teil von Springer Nature.
Die Anschrift der Gesellschaft ist: Abraham-Lincoln-Str. 46, 65189 Wiesbaden, Germany

Danksagung

Ich möchte meinen Dank an alle richten, die mich während des Studiums und dem Prozess des Erstellens dieser Arbeit auf jegliche Weise unterstützt und mir ermöglicht haben, Beruf und Studium zu vereinen. Das betrifft insbesondere meine Familie, meine Freundinnen und meine Kolleg*innen. Danke für alle beruhigenden, ermutigenden, bestärkenden und kritischen Worte, fürs Nachfragen und Mitfiebern, fürs Auffangen, Anstoßen und Struktur geben.

Mein besonderer Dank geht an Hanna, meiner Masterarbeitsbuddy. Danke für alle kritischen wie auch hilfreichen Anmerkungen beim Korrekturlesen, deiner Expertise und deinem Bestärken, wenn ich stecken geblieben bin. Ich möchte mich ebenfalls bei Herrn Dr. Graf und Frau Prof. Dr. Plappert für die Betreuung dieser Thesis bedanken.

Stellvertretend für alle starken, inspirierenden Frauen, die mein Leben bereichern, möchte ich diese Arbeit meiner Großmutter widmen, die deren Abschluss leider nicht mehr miterleben kann. Danke für alles, was du mir mitgegeben hast!

Zusammenfassung

Hintergrund: Internationale Studien zeigen einen Zusammenhang von fehlenden Entwicklungsmöglichkeiten und Karrierechancen für angestellte Hebammen mit geringer Arbeitszufriedenheit, Personalfluktuation oder Aufgabe der Tätigkeit. Hebammen mit viel Berufserfahrung oder mit erweiterten oder spezialisierten Kompetenzen drohen somit der praktischen Hebammentätigkeit verloren zu gehen. Dies kann sich auch negativ auf Versorgungsqualität und Outcomes auswirken. Diese Arbeit beschäftigt sich mit der Sicht junger Bachelorhebammen wie sie ihre Entwicklungsmöglichkeiten gegenwärtig einschätzen, welche Zukunftsvisionen sie haben und unter welchen Voraussetzungen sie sich entwickeln möchten. Das Ziel ist, erste Zahlen in dem wenig erforschten Feld zu generieren und Implikationen für Forschung und Praxis abzuleiten.

Methode: Im Design einer explorativen, prospektiven Querschnittstudie wurden im Krankenhaus angestellte Hebammen mit Bachelorabschluss und maximal sieben Jahren Berufserfahrung mittels eines standardisierten Online-Fragebogens befragt. 38 Fragebögen konnten in die Auswertung einfließen. Diese erfolgte deskriptiv mit der Statistik-Software IBM SPSS Statistics (Version 28.0.1.1). Freitextfelder wurden mit qualitativen Auswertungsmethoden nach Kuckartz/Rädiker (2022) ausgewertet.

Ergebnisse: Die befragten Bachelorhebammen sind gegenwärtig unzufrieden mit ihren Karrierechancen am Arbeitsort Krankenhaus. Es gibt insgesamt nur wenige Entwicklungsmöglichkeiten, oftmals für die Übernahme verantwortungsvollerer Aufgaben keine Gehaltsanpassung und im Bachelorstudium erworbene Kompetenzen können nicht eingesetzt werden. Dennoch ist die Motivation hoch, sich zukünftig weiterentwickeln zu wollen. Dabei ist der Karrierepfad in der klinischen Praxis und klient*innennahen Versorgung besonders interessant. Visionen sind vor allem die geburtshilfliche Versorgung, deren Qualität und Sicherheit für Klient*innen zu verbessern, sowie die berufliche Autonomie und den vollumfänglichen Einsatz ihrer Hebammenkompetenzen zu steigern. Ein Bachelorabschluss, ggf. auch ein Masterabschluss oder fachspezifische Weiterbildungen werden zusammen mit 2 bis 5 Jahren Berufserfahrung als angemessene Voraussetzungen für die Übernahme höherer Funktionen angesehen. Das Gehalt muss zudem den Bildungsabschlüssen gerecht werden.

Schlussfolgerung: Die große Motivation und Bereitschaft der jungen Bachelorhebammen sich weiterzuentwickeln, mehr Verantwortung zu übernehmen und die Geburtshilfe voranzubringen sollte dringend genutzt werden. Hierfür erscheint der Anstoß einer breit angelegten Diskussion zur Einführung von Advance Practice-Rollen im Hebammenwesen in Deutschland nötig. Diese können Hebammen eine Perspektive im Klinik-Setting geben und dazu beitragen spezialisiertes Wissen und Erfahrung in der Praxis zu erhalten. Zudem besteht das Potenzial Outcomes zu verbessern und Interventionsraten zu senken.

Abstract

Background: International studies indicate a correlation between the lack of professional development opportunities and career prospects for employed midwives with low job satisfaction, high staff turnover, or abandonment of the profession. As a result, experienced midwives or those with advanced or specialized skills may be lost to practical midwifery. This can also negatively affect care quality and outcomes. This thesis explores young bachelor midwives' perspectives on their current development opportunities, their visions of the future and the conditions under which they wish to develop. The aim is to generate initial data in this under-researched field and to derive implications for research and practice.

Method: In the design of an exploratory, prospective cross-sectional study, hospital-employed midwives with a bachelor's degree and a maximum of seven years of professional experience were surveyed using a standardized online questionnaire. A total of 38 questionnaires were included in the analysis. The data was analyzed descriptively using the statistical software IBM SPSS Statistics (version 28.0.1.1). Free-text responses were evaluated using qualitative analysis methods according to Kuckartz/Rädiker (2022).

Results: The surveyed bachelor midwives are currently dissatisfied with their career opportunities at the hospital. There are generally few development opportunities, often no salary adjustment for taking on tasks with more responsibility, and the competencies acquired during the bachelor's degree cannot be utilized. Nevertheless, there is high motivation to strive for more education and work-related development. The career path in clinical practice and client-centered care is particularly interesting. Visions of the future include improving the quality and safety of obstetric care for clients as well as increasing professional autonomy and working to the full scope of midwifery practice. A bachelor's degree, possibly a master's degree or specialized further training, along with 2 to 5 years of professional experience, are considered appropriate prerequisites. Additionally, salaries must commensurate with educational qualifications.

Conclusion: The high motivation and willingness of young bachelor midwives to develop further, take on more responsibility and advance midwifery care should be urgently utilized. To this end, initiating a broad discussion on the introduction of advanced practice roles in midwifery in Germany appears necessary. These roles can provide midwives with prospects in the clinical setting and thus help retain specialized knowledge and experience in practice. Additionally, there is potential to improve outcomes and reduce intervention rates.

Hinweise zum Sprachgebrauch

Gemäß §3 des Hebammengesetzes (HebG) ist Hebamme in der vorliegenden Thesis als Berufsbezeichnung zu verstehen und gilt für alle Angehörigen der Berufsgruppe, unabhängig davon welchem biologischen oder sozialen Geschlecht sie sich zugehörig fühlen.

Die Begriffe „Schwangere", „Gebärende", „Wöchnerin" und „Mutter" schließen in dieser Arbeit alle Personen ein, die gebären werden, gerade gebären oder geboren haben bzw. primäre Betreuungspersonen eines oder mehrerer Säuglinge sind.

Für einige der im Laufe der Arbeit genannten internationalen Berufsbezeichnungen von Hebammen im Zuge beruflicher Entwicklung gibt es kein Pendant in der deutschen Sprache. Hier werden die Berufsbezeichnungen der Originalsprache beibehalten.

Inhaltsverzeichnis

Abkürzungsverzeichnis

AMP	Advanced Midwifery Practice
APM	Advanced Practice Midwife
CMS	Clinical Midwife Specialist
CPD	Continuous Professional Development
DGHWi	Deutsche Gesellschaft für Hebammenwissenschaft
DHV	Deutscher Hebammenverband
DQR	Deutscher Qualifikationsrahmen
EU	Europäische Union
HebG	Gesetz über das Studium und den Beruf von Hebammen (Hebammengesetz)
HebStPrV	Studien- und Prüfungsverordnung für Hebammen
HICs	High Income Countries
ICM	International Confederation of Midwives
JuWeHen	Junge und werdende Hebammen
TVöD	Tarifvertrag für den öffentlichen Dienst
UK	Vereinigtes Königreich von Großbritannien und Nordirland
Verdi	Vereinte Dienstleistungsgewerkschaft
vPE	Verantwortliche Praxiseinrichtung

Abbildungsverzeichnis

Einleitung

1

1.1 Einführung

Das Krankenhaus ist ein weitverbreiteter Arbeitsort von Hebammen, die dort mehrheitlich in Form eines Anstellungsverhältnisses tätig sind. In Deutschland stieg in den vergangenen Jahren die Anzahl der in dieser Form tätigen Hebammen an (1–3). Auch für die Mehrheit der werdenden Hebammen ist die Tätigkeit als angestellte Hebamme im Krankenhaus die präferierte Arbeitsform beim Berufseinstieg (4,5). Es fehlt allerdings an einer standardisierten Stellenbeschreibung für Klinikhebammen in Bezug auf Aufgabenspektrum, Befugnisse, Verantwortlichkeiten, Kompetenzen, Pflichten und Ziele ihrer Position. Damit ist es schwierig, eine spezialisierte Tätigkeit oder erweiterte Kompetenzen, die über die für Hebammen typische Aufgaben hinausgehen, abzugrenzen und anzuerkennen (6–8). So ist ein berufliches Vorankommen im Zuge einer Wissens- und Kompetenzerweiterung nur sehr begrenzt möglich. Die einzig weitere definierte und einheitlich anerkannte Position auf einer Hebammenlaufbahn im Krankenhauskontext (z. B. in Tarifverträgen) ist die der leitenden Hebamme (9).

Internationale Studien zeigen einen Zusammenhang zwischen fehlenden Möglichkeiten beruflicher Entwicklung mit geringer Arbeitszufriedenheit, Personalfluktuation oder Aufgabe der Tätigkeit (1,10,11). Auch die 2018 und 2019 in einigen deutschen Bundesländer durchgeführten Studien zur Hebammenversorgung, sowie die bundesweit durchgeführte Erhebung zu dem Thema konnten fehlende Entwicklungsmöglichkeiten und Karrierechancen sowie eine fehlende Zukunftsperspektive in nicht zu vernachlässigender Häufigkeit als Grund für die Reduzierung oder Aufgabe der Tätigkeit als im Krankenhaus angestellte Hebamme benennen (1,4,12). Gleichzeitig hatten in den vergangenen Jahren viele

Kliniken Probleme offene Stellen zu besetzen und die durchschnittliche Verweildauer einer Hebamme im Kreißsaal eines Krankenhauses betrug 2018 gerade
einmal sieben Jahre (13).

Währenddessen führte die in den letzten Jahren vollzogene Akademisierung der Hebammenausbildung zur Anhebung dieser auf Bachelorniveau und
ermöglicht Hebammen weiterführende Bildungsabschlüsse und akademische
Qualifikationen zu erlangen (14). Dies war mit der dreijährigen schulischen Hebammenausbildung nicht möglich, es wurde auch von einer „Bildungssackgasse"
gesprochen (15). Die nun im Bachelorstudium zusätzlich neben den Hebam-
menfertigkeiten erworbenen Kompetenzen, wie wissenschaftliches Arbeiten und
Treffen wissenschaftsbasierter Entscheidungen, kritische Auseinandersetzung mit
dem und Reflexion des beruflichen Handelns u.v.m. sind die Voraussetzung
für die Übernahme verantwortungsvollerer, höherer oder umfangreicherer Aufgaben (15). Jedoch zeigen einzelne Berichte auf Bachelorniveau ausgebildeter
Hebammen und öffentliche Stellenangebote, dass der Bachelorabschluss und
damit einhergehende Fertigkeiten bislang kaum nachgefragt werden oder genutzt
werden können (16,17).

Mit Blick über die Ländergrenzen Deutschlands hinweg, haben viele High
Income Countries (HIC) das Problem und gleichfalls Potential erkannt und Karrierepfade mit erweiterten Positionen für Hebammen geschaffen. Damit konnten
auch positive Effekte auf die Verbesserung der Versorgungsqualität und Patient*innensicherheit, dem Senken von Interventionsraten, Implementierung von
Forschungsergebnissen in die Praxis oder Unterstützung der professionellen
Entwicklung und des lebenslangen Lernens verzeichnet werden (8,18,19).

Die Zahl der Hebammen mit Bachelorabschluss steigt nun, drei Jahre nach
der vollständigen Reform der Hebammenausbildung, rapide an (20,21). Gerade
diese Hebammen zeigen ein großes Interesse an der professionellen Weiterentwicklung und Übernahme erweiterter Aufgaben (1,4,5). Die Beleuchtung des
Themas gewinnt somit für gegenwärtige und zukünftige Hebammen zunehmend
an Bedeutung. In Deutschland fehlt es bisher an wissenschaftlichen Arbeiten,
die sich explizit damit beschäftigen, wie Hebammen am Beginn ihrer beruflichen
Laufbahn ihre Entwicklungsmöglichkeiten einschätzen und in welche Richtung,
mit welchen Qualifikationen und unter welchen Voraussetzungen sie sich entwickeln möchten. Die vorliegende Masterarbeit soll einen Beitrag dazu leisten,
diese Lücke zu schließen.

1.2 Theoretischer Hintergrund

Die Einführung hat das Problem, welches zur Wahl dieses Forschungsthemas führte, aufgezeigt. Auf dieser Grundlage erfolgt im Rahmen des theoretischen Hintergrunds ein Blick auf das Konzept beruflicher Entwicklung und Karriere und dessen Bedeutung in der Hebammenarbeit. Es folgt eine Zusammenfassung des Berufsbild Hebamme, insbesondere im Hinblick auf Arbeitsformen, -orte und die Akademisierung der Hebammenausbildung in Deutschland. Zuletzt werden Entwicklungsfelder für Hebammen und der Hintergrund deren Einführung im nationalen und internationalen Kontext beleuchtet.

1.2.1 Definition Entwicklungsmöglichkeiten/ Karrierechancen

Der Begriff Karriere ist nicht pauschal zu definieren, da es in der Psychologie, Soziologie, kulturell und branchenspezifisch variierende Definitionen des Begriffs gibt. Gerade im deutschen Sprachgebrauch wird Karriere auch häufig mit Aufstieg und Prestige verknüpft, was aber nur eine Bedeutung des Begriffs darstellt (22). In der Regel wird Karriere als die berufliche Entwicklung und Fortschritte einer Person über einen bestimmten Zeitraum hinweg definiert. Er bezieht sich auf die aufeinanderfolgenden Stadien, Positionen oder Tätigkeiten, die eine Person in ihrem Berufsleben durchläuft. Verknüpft mit einer erfolgreichen Karriere sind somit mehrere Aspekte, wie beruflicher Aufstieg mit der Übernahme höherer oder verantwortungsvollerer Positionen, berufliche Erfahrung mit einer Anhäufung oder Ausdehnung von Kenntnissen und Kompetenzen, das Erreichen beruflicher Zufriedenheit, finanzielles Wachstum bzw. finanzieller Erfolg und Anerkennung und Wertschätzung durch Kolleg*innen, Vorgesetzte oder der Branche. In Bezug auf die neutrale Bedeutung des Wortes werden berufliche Entwicklung oder Laufbahn häufig als Synonyme genutzt (22,23).

Entwicklungsmöglichkeiten und Karrierechancen, ebenfalls meist synonym verwendet, beschreiben somit die Möglichkeiten sich beruflich entwickeln bzw. auf einer beruflichen Laufbahn aufsteigen zu können. Das heißt, die Optionen zu haben, höhere Positionen erreichen, verantwortungsvollere oder umfangreichere Tätigkeiten übernehmen und dafür die entsprechende Anerkennung und Entlohnung erhalten zu können (24,25).

Sowohl aus Arbeitgeber- als auch aus Arbeitnehmer*innensicht ist berufliche
Entwicklung von Bedeutung. Aus Arbeitgebersicht bedeutet die berufliche Ent-
wicklung der Mitarbeitenden, deren fachliches Potential optimal auszuschöpfen
und damit die Möglichkeit zu haben, auf Veränderung flexibel reagieren und
äußere Einflüsse bewältigen zu können. Auch steigert es die Attraktivität als
Arbeitgeber und fördert den Verbleib der Mitarbeitenden, deren Erfahrung und
Kompetenzen im Unternehmen, hilft qualifizierte Fachkräfte zu gewinnen und
Mitarbeitende zu motivieren. Aufstiegsmöglichkeiten spielen damit eine wichtige
Rolle bei der Erreichung von Unternehmenszielen und für die erfolgreiche Arbeit
eines Unternehmens (25,26).

Aus Arbeitnehmer*innensicht beeinflusst die Abwesenheit oder das Vorhandensein beruflicher Entwicklungsmöglichkeiten die Arbeitszufriedenheit. Diese
unterliegt multifaktoriellen Einflüssen und ist ein wichtiger Einflussfaktor auf
die Arbeitsmotivation und Arbeitsleistung. Da Arbeit in der Regel einen hohen
Zeitwert innerhalb des Erwachsenenlebens einnimmt, beeinflusst die Arbeitszufriedenheit oft auch die Lebenszufriedenheit und wird damit zum persönlichen
Ziel. So bedingen Karrierechancen neben weiteren Faktoren beispielsweise auch
individuelle Entscheidungen über Verbleib oder Wechsel eines Arbeitgebers oder
die Art der Berufsausübung (10,25,27). Die folgenden zwei Beispiele zeigen,
dass Karrierechancen auch im Hebammenbereich ein wichtiger Einflussfaktor
auf die Arbeitszufriedenheit und damit zusammenhängende Entscheidungen sind:
Bode et al. (2016) konnten in einer Forschungsarbeit neun Faktoren für die
Arbeitszufriedenheit deutscher Kreißsaal-Hebammen ableiten, unter die neben
beruflicher Autonomie, dem Führungsstil, dem Arbeitsklima und der persönlichen
Gesundheit auch Entwicklungsmöglichkeiten fallen (10). Eine multinationale
Querschnittstudie von Jerosova et al. (2015) mit 1190 angestellten Hebammen
untersuchte den Zusammenhang von Kündigungsintentionen und der Arbeitszufriedenheit von im Krankenhaus angestellten Hebammen. Sie konnten zeigen,
dass die geringste Arbeitszufriedenheit mit fehlenden Entwicklungsmöglichkeiten, fehlenden extrinsischen Belohnungen und einer ungenügenden Balance
zwischen Arbeit und Familie einhergehen. Darüber hinaus stellten sie einen
Zusammenhang zwischen einer geringen Arbeitszufriedenheit und der Intention,
im Ausland zu arbeiten, fest (27).

Berufliche Entwicklung führt oftmals zur Übernahme komplexerer, verantwortungsvollerer oder erweiterter Aufgaben und Tätigkeiten und setzt damit die kontinuierliche Weiterentwicklung beruflicher Kompetenzen (Continuous Professional Development, CPD) voraus, um Wissen, Skills und Kompetenzen aktuell zu halten, aufzufrischen oder zu erweitern. Somit wird sichergestellt, dass die Ansprüche der Klient*innen sowie Qualitätsanforderungen erfüllt werden und eine hochwertige Versorgung und bestmögliche Outcomes gewährleistet werden (28,29). Sie ist damit thematisch eng mit dem Konzept des lebenslangen Lernens verknüpft (25). Nach Definition der Europäischen Kommission ist lebenslanges Lernen „*alles Lernen während des gesamten Lebens, das der Verbesserung von Wissen, Qualifikationen und Kompetenzen dient und im Rahmen einer persönlichen, bürgergesellschaftlichen, sozialen bzw. beschäftigungsbezogenen Perspektive erfolgt.*" (30). Das Erkennen der Notwendigkeit lebenslangen Lernens und persönlicher und fachlicher Weiterentwicklung wird als Studienziel im §9 des Hebammengesetzes benannt (14). Hebammen in Deutschland sind nicht nur durch ihre Berufsethik zur kontinuierlichen beruflichen Entwicklung und lebenslangem Lernen angehalten, sondern auch durch das Hebammengesetz und die Hebammenberufsordnungen der einzelnen Bundesländer gesetzlich dazu verpflichtet (14,31–33). Als medizinischer Beruf unterliegen Hebammen der Schnelllebigkeit wissenschaftlicher Evidenzen, wandelndem Wissen und neuen (technischen) Einflüssen auf ihre Arbeit, was die kontinuierliche Fort- und Weiterbildung besonders wichtig macht.

Lebenslanges Lernen im beruflichen Kontext bzw. CPD bezieht sich dabei sowohl auf die Hard Skills, also Fachkompetenzen und nachweisbar erlernte Fähigkeiten, als auch auf die Soft Skills, z. B. überfachliche soziale und persönliche Kompetenzen. Sie können zum Beispiel durch Fortbildungen in Form von Trainings, Seminaren, Workshops, Kongressen, Webinaren, Weiterbildungen an Instituten, durch das belegen bestimmter Hochschulkurse, ein weiterführendes Studium aber auch durch Selbststudium erfolgen (28,31,34). Während Fortbildungen der Ergänzung und Auffrischen vorhandener Qualifikationen dienen, werden mit Weiterbildungen und einem Studium Kompetenzen und damit der Handlungsspielraum erweitert. Sie schließen mit einer Prüfung ab und haben meist das Erlangen einer höheren Position innerhalb des Berufs zum Ziel (35).

1.2.2 Überblick Hebammenberuf

1.2.2.1 Zuständigkeitsbereich und rechtlicher Rahmen

Der Hebammenberuf gehört zu den Gesundheitsberufen. Gemäß Definition der International Confederation of Midwives (ICM) arbeiten Hebammen selbstständig und eigenverantwortlich in Partnerschaft mit Schwangeren, Gebärenden und Wöchnerinnen und geben die notwendige Unterstützung, Versorgung und Beratung während Schwangerschaft, Geburt, Wochenbett und Stillzeit. Sie leiten eigenverantwortlich Geburten und untersuchen, pflegen und überwachen Neugeborene und Säuglinge. Hebammenversorgung beinhaltet Präventionsarbeit, Förderung der normalen Geburt, Erkennen von Regelwidrigkeiten bei der Mutter oder dem Kind, wenn nötig Hinzuziehung weiterer Gesundheitsprofessionen oder Weiterleitung zu diesen und Durchführung von Notfallmaßnahmen. Hebammen übernehmen eine wichtige Aufgabe bei der Aufklärungsarbeit und gesundheitlichen Bildung in den Feldern der sexuellen, reproduktiven, Frauen- und Kindergesundheit (36).

Dies deckt sich in weiten Teilen mit den Inhalten des Gesetzes über das Studium und den Beruf von Hebammen (Hebammengesetz – HebG), dass Tätigkeiten, Zugangsvoraussetzungen und Ausbildungsweg des Hebammenberufs regelt. Demnach erstreckt sich der Zuständigkeitsbereich von Hebammen über das Gebiet der Physiologie, in dem sie selbstständig versorgen, beraten und tätig werden dürfen. Genau genommen sind sie nur bei auftretenden Regelwidrigkeiten und Pathologien verpflichtet einen Arzt bzw. eine Ärztin hinzuzuziehen. Andersherum besteht eine gesetzliche Hinzuziehungspflicht einer Hebamme zu jeder Geburt (14). Hebammenberufsordnungen der einzelnen Bundesländer differenzieren Rechte und Pflichte der Hebammentätigkeit (31–33). Die Studien- und Prüfungsverordnung für Hebammen (HebStPrV) regelt Inhalte und Ablauf des Studiums zur Erlangung der Berufsbezeichnung und -zulassung (37).

1.2.2.2 Hebamme werden

Seit Ende 2019 schreibt das Hebammengesetz in Deutschland ein Studium auf Bachelorniveau für alle Berufsanwärter*innen vor. Das Studium ist dual aufgebaut und beinhaltet neben theoretischer Lehre auch simulationsbasierten Unterricht und praktische Einsätze im klinischen und außerklinischen Bereich der Hebammenarbeit. Es erstreckt sich über eine Regelstudienzeit von sieben bis acht Semestern und endet mit einem Bachelorabschluss und dem staatlichen Hebammenexamen, womit die Berufszulassung erworben wird. Um die Qualität der praktischen Ausbildung zu gewährleisten, wurde gesetzlich festgelegt, dass in

25 % der Praxisstunden im Studium ein von qualifizierten Praxisanleiter*innen begleitetes Lernen stattfinden muss (14,37).

Die Reform der Hebammenberufsgesetze in Deutschland mit der Akademisierung der Hebammenausbildung war eine Reaktion auf Richtlinien der Europäischen Union (EU). Diese forderte die Angleichung der Hebammenausbildung in den Mitgliedsstaaten und eine mindestens 12-jährige Schulbildung als Voraussetzung, was in der Umsetzung die Anhebung der Hebammenausbildung auf Bachelorniveau bedeutete und von Berufs- an Hochschulen verortete. In Deutschland wurde dies gerade noch fristgerecht, aber deutlich später als in den anderen EU-Mitgliedstaaten umgesetzt (13).

Während bis 2020 eine dreijährige Ausbildung an einer Hebammenschule der übliche Weg zum Hebammenberuf war, ermöglichten berufsgruppeninterne Bestrebungen und schließlich eine Modellklausel im damals gültige Hebammengesetz im Jahr 2009 Modellstudiengänge für Hebammen aufzubauen (13,38). Diese wurden zunächst als nachqualifizierende Studiengänge realisiert, richteten sich also an Hebammen mit abgeschlossener Berufsausbildung. Zudem wurden ausbildungsintegrierende Studiengänge eingeführt, in denen Hebammenschüler*innen parallel zur Ausbildung, meist ab dem zweiten Ausbildungsjahr, das hebammenwissenschaftliche Studium aufnehmen konnten. 2010 folgte der erste primärqualifizierende Hebammenstudiengang, der theoretische und praktische Studienanteile in einem achtsemestrigen Studium vereinte. Die überwiegende Mehrheit der werdenden Hebammen wurde bis 2020 allerdings an Berufsschulen ausgebildet (13,21,39).

Inzwischen ist der Übergang der berufsschulischen zur hochschulischen Hebammenausbildung nahezu abgeschlossen und im deutschsprachigen Raum haben sich auch einige hebammenwissenschaftliche Masterstudiengänge etabliert, die eine Weiterqualifizierung auf akademischem Weg ermöglichen (40).

1.2.2.3 Arbeitsformen und Arbeitsorte

In Deutschland können Hebammen in einem Angestelltenverhältnis oder in selbstständiger Tätigkeit arbeiten. Es ist ebenfalls möglich beide Arbeitsformen zu kombinieren, was sehr üblich ist (4,41). Wird von angestellten Hebammen gesprochen, sind damit meist die Hebammen gemeint, die an einem Krankenhaus angestellt sind. Am Arbeitsort Krankenhaus finden sich Hebammen vor allem im Kreißsaal, teils auch auf Mutter-Kind-Stationen. Darüber hinaus können sie je nach Größe und Leistungsumfang der Klinik auch in Schwangerenambulanzen, präpartalen Stationen oder Hebammensprechstunden, z. B. für die Geburtsanmeldung eingesetzt sein. Selten sind Hebammen auch auf gynäkologischen oder neonatologischen Stationen zu finden (1,6,42).

Ambulante Hebammenleistungen werden in der Regel durch selbstständige bzw. freiberufliche Hebammen erbracht. Dazu gehören die Schwangerenbegleitung, -beratung und -vorsorge, Wochenbettbetreuung, Stillberatung, sowie Geburtsvorbereitungs- und Rückbildungskurse. Außerdem wird der Bereich der außerklinischen Geburtshilfe, sowie die Tätigkeit als Beleghebamme von freiberuflichen Hebammen abgedeckt (2,42).

Weitere Arbeitsformen und -orte umfassen die Arbeit als angestellte Hebamme bei einer selbstständigen Hebamme im außerklinischen Setting oder die Anstellung als Hebamme bei Gesundheits- oder Jugendämtern, beispielsweise im Rahmen der Tätigkeit als Familienhebamme. Außerhalb des klinischen und außerklinischen Settings sind Hebammen z. B. auch im Bereich der Lehre oder Forschung an Hochschulen zu finden (42). Ausgehend von Thema und Fragestellung dieser Arbeit wird im Folgenden auf im Krankenhaus angestellt tätige Hebammen Bezug genommen.

1.2.2.4 Vergütung von Hebammenleistungen

Im Krankenhaus angestellte Hebammen werden in den meisten Fällen nach Tarifverträgen bezahlt. Diese regeln die Höhe des Gehalts entsprechend Berufsgruppe und Tätigkeit. Je nach Krankenhausträger gelten für die angestellten Hebammen der Tarifvertrag des öffentlichen Dienstes (TVöD), Tarifverträge freigemeinnütziger Träger oder Haus-/Konzerntarifverträge. Da die heterogene Landschaft der Tarifverträge kaum überschaubar ist und der TVöD die größte Reichweite besitzt, wird im Folgenden lediglich auf diesen Bezug genommen (9,43). Der gegenwärtig gültige TVöD gruppiert die Berufsgruppe der Hebammen gemeinsam mit der Pflege ein, obwohl arbeitsinhaltlich und vor allem im Ausmaß der eigenverantwortlichen Berufsausübung große Unterschiede bestehen. Es erfolgt bislang keine Differenzierung nach Bildungsabschluss, Tätigkeitsprofil oder Verantwortungsbereich der einzelnen Hebamme, mit Ausnahme der leitenden Hebamme. Krankenhausleitungen finden bisweilen Einzelfalllösungen, um Hebammen mit akademischen Abschlüssen und/oder erweitertem Aufgabenprofil monetär anzuerkennen, auch um entsprechende Hebammen in Zeiten von Fachkräftemangel zu halten (9,13,44,45).

1.2.3 Entwicklungsmöglichkeiten für Hebammen national und international

Dieses Unterkapitel widmet sich den bestehenden Entwicklungsmöglichkeiten im Klinikkontext für Hebammen. Es erfolgt zunächst ein Einblick in Entwicklungsfelder und Hintergründe deren Einführung im internationalen Kontext. Dabei wurde ausschließlich die Situation in High Income Countries (HICs) (gemäß Definition der Weltbank) einbezogen, da die geburtshilfliche Versorgung und Herausforderungen erwartbar eine höhere Vergleichbarkeit mit der Situation in Deutschland aufweisen (46). Im Verlauf werden auch die Entwicklungsmöglichkeiten für Hebammen in Deutschland beleuchtet.

In einigen HICs begann die Einführung verschiedener Karrieremöglichkeiten, insbesondere im praktischen Tätigkeitsfeld von Hebammen, bereits um die 2000er Jahre. Vorbild war vor allem die Pflege-Berufsgruppe, die ca. ab den 1980er Jahren berufliche Spezialisierungen und damit eine Ausdehnung ihres Verantwortungsbereichs einführte (47,48). Weitere Entwicklungsmöglichkeiten für Hebammen etablierten sich in Folge der Akademisierung der Hebammenausbildung, die in Ländern wie Irland oder dem Vereinigten Königreich (UK) ab Mitte der 2000er Jahre erfolgte. Neue Möglichkeiten im Bereich des wissenschaftlichen Arbeitens, der Forschung und der Ausbildung werdender Hebammen wurden eingerichtet (49). Die früh begründete Hebammenwissenschaft in den genannten Ländern zeigt sich auch an der Anzahl der Publikationen zum vorliegenden Thema. Entwicklungsmöglichkeiten von Hebammen im klinischen Praxisfeld wurden bislang vorrangig in Irland und UK, sowie Australien beforscht. Gegenwärtig können vier Entwicklungsfelder für Hebammen unterschieden werden: Management, Ausbildung, Forschung und Klinische Praxis. Die einzelnen Entwicklungsfelder umfassen mehrere Funktionen (s. Abschnitt 1.2.3.1). Während die unteren Stufen mehrheitlich mit der praktischen Hebammentätigkeit oder der direkten Versorgung von Klient*innen verknüpft sind, finden sich die Aufgaben höherer Stufen oftmals in praxisferneren Bereichen, wie Hochschulen oder im Bereich von Praxis- oder Krankenhausmanagement (18,50).

Voraussetzung für die Ergreifung der Funktionen sind teils fachspezifische Weiterbildungen; schnell wird für den beruflichen Aufstieg aber auch eine weiterführende akademische Qualifikation, wie ein Masterabschluss, bzw. das Hinarbeiten darauf gefordert. Berufserfahrung von mindestens zwei, manchmal auch fünf Jahren und die regelmäßige Teilnahme an CPD sind ebenfalls Voraussetzungen. Die aus der Schweiz stammende Abbildung 1.1 fasst die vier

Entwicklungsfelder und Voraussetzungen übersichtlich zusammen. Sie ist in ähnlicher Weise auf die Entwicklungsmöglichkeiten in UK, Irland und anderen HICs übertragbar (18,19,47,50).

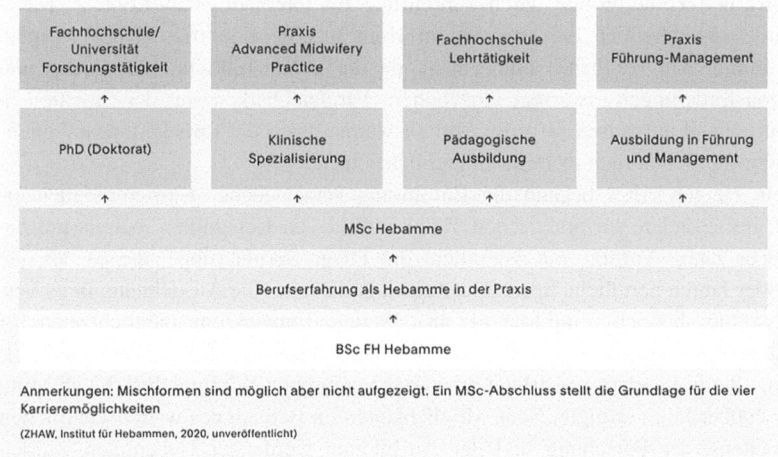

Abbildung 1.1 Karrieremöglichkeiten für Hebammen mit Master of Science-Abschluss in der Schweiz (50)

Die Etablierung von Entwicklungsmöglichkeiten für Hebammen wurden mit mehreren Aspekten begründet. Dazu zählt einerseits die Steigerung der Arbeitszufriedenheit der Hebammen und damit das Halten erfahrener Hebammen in der Praxis sowie Vermeidung von Kündigungen aufgrund attraktiver Karriere- und Verdienstchancen abseits des Kernarbeitsfeldes. Auch die Steigerung der Attraktivität des Berufs und Anwerben neuer Mitarbeiter*innen wurden genannt. Andererseits sollte damit das Versorgungsangebot für Patient*innen und Klient*innen ergänzt, das Expert*innenwissen der Hebammen zur Verbesserung der Patient*innenoutcomes eingesetzt und auf gesundheitspolitische Entwicklungen besser reagiert werden können (19,49,51–53).

Für die Berufsgruppe der Hebammen bedeutete dies, Kompetenzen, Skills, Expertise und Wissen in Folge langer Berufserfahrung oder höherer Bildungsabschlüsse in ihre praktische Arbeit integrieren zu können und dafür eine entsprechende Anerkennung und Entlohnung zu erhalten. Durch die berufliche Entwicklung fand eine Erweiterung des Handlungsfeldes der Hebammen statt, einhergehend mit einer höheren Verantwortung und beruflicher Autonomie (49,54). Zusammengefasst hat die Umsetzung in den entsprechenden Ländern der Professionalisierung des Hebammenberufs einen Schub gegeben.

1.2.3.1 Vier Entwicklungsfelder für Hebammen

Das Entwicklungsfeld Management umfasst jene Funktionen, in denen Hebammen vorrangig damit betraut sind, ein Team und eine Abteilung zu leiten und zu verwalten. Dies kann auf verschiedenen Ebenen stattfinden. Von der Leitung eines definierten Teilbereichs, wie einem hebammengeleiteten Abschnitt der Abteilung bis hin zu einer übergeordneten, gesamtverwaltenden Leitung mit Budgetverantwortung (18). Beispiele für Funktionstitel sind Leitende Hebamme, Kreißsaalleitung (Deutschland), Clinical Midwife Manager, Lead Midwife, Head of Midwifery, Director of Midwifery (UK und Irland), Chefjordemoder und Vizechefjordemoder (Dänemark).

Die Funktionen im Entwicklungsfeld Education (Ausbildung) beziehen sich sowohl auf die praktische Ausbildung werdender Hebammen als auch auf die Einarbeitung, sowie die Förderung und Entwicklung von Kompetenzen examinierter Hebammen, Hebammen im Anerkennungsprozess und Berufsanfänger*innen. Praxisanleiter*innen, Ausbildungsleitungen (Deutschland), Mentor, Practice Teacher, Practice Education Facilitator, Practice Development Midwives (UK), Midwife Tutor, Clinical Placement Coordinator und Practice Development Coordinator (Irland) kümmern sich um Inhalte, Gestaltung, Koordination, Qualitätssicherung und Fort- und Weiterbildungsbildungsbedarfe in der Ausbildung und Kompetenzentwicklung genannter Zielgruppen. Sie kommunizieren mit den Ausbildungseinrichtungen und organisieren beispielsweise Simulations- und Notfalltrainings oder benötigte Fortbildungen mit dem Ziel dass volle fachliche Potential jeder Hebamme auszuschöpfen und eine hochwertige Ausbildung und Versorgung der Klient*innen sicherzustellen (18,55,56).

In Ländern, wie dem Vereinigten Königreich und Australien, aber auch in einigen Skandinavischen Ländern ist die Hebammenforschung bereits seit längerem fest etabliert. Dennoch ist die Anzahl der in der Forschung tätigen Hebammen eher gering, weswegen seit etwa fünf Jahren zunehmend Anstrengungen, insbesondere in UK und Australien, unternommen werden, die Forschung als einen Karrierepfad für Hebammen auszubauen, Forschung, Praxis und Lehre enger miteinander zu verknüpfen und letztendlich die Patient*innenversorgung zu verbessern. Hierfür wird auch am Zugang für Finanzierungshilfen für forschende Hebammen gearbeitet (57,58). Hebammen auf diesem Karrierepfad können als klinische Forschungsassistenz das Forschungsteam durch Literaturrecherchen,

Datengewinnung, Dateneingabe oder der Durchführung von Interviews unterstützen (57,59). Im Zuge einer weiteren beruflichen Entwicklung in diesem Feld können sie Forschungsprojekte aus der Praxis heraus initiieren oder als Teil eines Forschungsteams klinische Studien und deren Teilnehmende in der Praxis begleiten, als Ansprechpartner*in für Kolleg*innen und Studienteilnehmende fungieren und für einen reibungslosen Studienablauf und die Umsetzung des Studienprotokolls sorgen. Sie sind oftmals teils als Hebamme und teils in der Forschendenrolle angestellt. Im Vereinigten Königreich lautet der Funktionstitel Clinical Academic Midwife, in Australien Clinical Research Midwife (18,57,60).

Das Entwicklungsfeld Klinische Praxis wurde in den 2000er Jahren ausgebaut. Es umfasst Funktionen, die inzwischen unter dem Konzept Advanced Practice, also fortgeschrittene oder vertiefte Praxis, zusammengefasst werden. Während Advanced Nursing Practice inzwischen international in viele Ländern etabliert ist, findet sich die Advanced Midwifery Practice vorrangig in den englischsprachigen HICs, wie Kanada, USA, Irland, UK, Australien und Neuseeland (19). Obwohl es zahlreiche Forschungsarbeiten zu dem Thema gibt, fehlt bislang eine einheitliche Definition von Advanced Midwifery Practice und einheitliche Funktionstitel. Die Schwierigkeit begründet sich unter anderem darin, dass es große Unterschiede zwischen den Ausbildungswegen, -inhalten und üblichen Tätigkeitsspektrum von Hebammen verschiedener Länder gibt. Die International Confederation of Midwives definiert lediglich die Minimalanforderung hinsichtlich Inhalte und zu erwerbender Kompetenzen im Hebammenstudium (19,61). Das heißt, Hebammen, die in ihrem Land gemäß des dort üblichen Tätigkeitsspektrums von Hebammen auf einem fortgeschrittenen Niveau (advanced) tätig sind, sind dies nicht automatisch auch in einem anderen Land, in dem das Tätigkeitsspektrum von Hebammen größer oder umfassender sein kann. Advanced Practice hat dort eine andere inhaltliche Bedeutung. Hinzu kommt, dass in vielen Ländern ein Bachelorabschluss die grundständige Hebammenausbildung bildet, in anderen aber ein Masterstudium aufbauend auf einen Bachelor in der Pflege verpflichtend ist oder beide Abschlüsse (Pflege und Hebammenwissenschaft) in einem entsprechend langem Studium zusammen erworben werden müssen. Die akademischen Bildungslevel sind also ebenfalls uneinheitlich (19,62–64). Das erschwert, das Entwicklungsfeld eindeutig verständlich zu beschreiben.

Folgende Funktionstitel im Bereich des Entwicklungsfeldes Klinische Praxis lassen sich für Hebammen in der Literatur finden und unter Advanced Midwifery Practice zusammenfassen: Clinical Specialist Midwife, Clinical Midwife Specialist (CMS), Specialist Practice Midwife, Advanced Practice Midwife (APM), Advanced Midwife Practitioner, Advanced Midwife, Midwife Practitioner, Consultant Midwife und Expert Midwife (19,50).

In Irland wurde die Einführung der Advanced Practice Midwife durch zahl-reiche Forschungsarbeiten begleitet. Die APM wird hier als eine Funktion auf dem Karrierepfad Klinische Praxis gesehen, und zwar auf einer höheren Stufe als die Clinical Midwife Specialist. Die beiden Funktionen sind hier klar defi-niert und voneinander abgegrenzt. Entsprechend besitzt die APM ein höheres Maß an beruflicher Autonomie und Entscheidungskompetenz als die CMS oder eine examinierte Hebamme (19,47,48,65,66). Im Vereinigten Königreich hin-gegen wurde Advanced Practice nicht als eine Funktionsbezeichnung definiert, sondern als ein Kompetenzniveau (58,67). Abbildung 1.2 zeigt das in UK vorherr-schende Verständnis von Advanced Practice. Demnach können alle Hebammen, ob sie sich auf ein bestimmtes Gebiet der Hebammentätigkeit spezialisiert haben oder nicht, die Kompetenzen und damit die Entwicklungsstufe erlangen, um als auf einem fortgeschrittenen Niveau praktizierend zu gelten. Entsprechend gibt es in UK keine Funktionsbezeichnung APM, sondern Specialist Practice Midwives und Consultant Midwives (18,58,67).

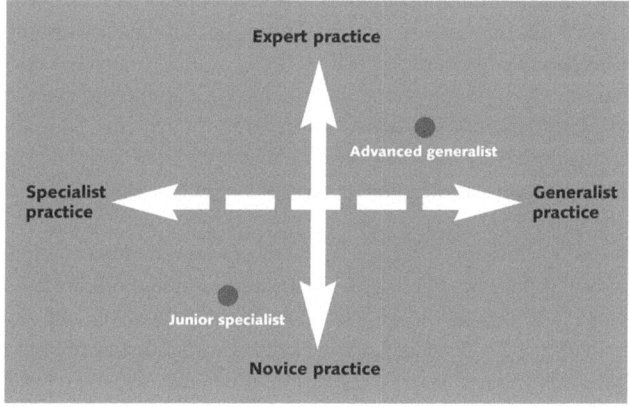

Abbildung 1.2 Verständnis von spezialisierter und advanced Level Hebammenpraxis im UK(58)

Die Advanced Midwifery Practice kann mit einer Spezialisierung in einem bestimmten Hebammentätigkeitsfeld, Vertiefung von Wissen und Kompetenzen und/oder einer Ausdehnung des üblichen Tätigkeitsgebietes von Hebammen ein-hergehen. Die spezialisierte Hebammenpraxis kümmert sich um einen bestimmten Aspekt innerhalb des Betreuungsbogens von Familienplanung bis Ende der Still-zeit. Dies kann eine bestimmte Klient*innengruppe betreffen, z. B. Schwangere

mit (Schwangerschafts-) Diabetes mellitus, Adipositas, Suchterkrankung, Infek-
tionskrankheiten, psychischer Erkrankung, oder Schwangere im Teenageralter.
Möglicherweise betrifft es aber auch ein Organisationskonzept, wie bei Hebammen, die sich auf die Begleitung von Beckenendlagengeburten oder stillen
Geburten spezialisiert haben oder die als Schichtkoordinator*in (z. B. UK:
Labour Ward Coordinator, Dänemark: Afdelings Jordemoder) das multidiszi-
plinäre Team koordinieren, für eine qualitativ hochwertige Versorgung sorgen,
kritische Fälle handhaben und den Überblick über Bettenbelegung, Zugänge
und Entlassungen behalten. Es kann aber auch spezifische Skills betreffen, wie
bei der Spezialisierung auf Stillen und Laktation, Dammschutz und Versorgung
von Geburtsverletzungen oder Sonografie (18,47,48,58,68–70). Außerhalb dieser Spezialfelder setzten die Hebammen ihre Kompetenzen beispielsweise für
die Förderung hebammengeleiteter Betreuungskonzepte, die Weiterentwicklung
der geburtshilflichen Abteilung und der Hebammenprofession, sowie zur Verbesserung der Klient*innenversorgung ein (18,51,52,71,72). Neben den bereits
genannten Gründen für die Einführung solcher Funktionen, z. B. um Hebammen-
expertise und fortgeschrittene Kompetenzen in der Praxis zu halten und nutzbar
zu machen, wird die Etablierung von Advanced Midwifery Practice auch immer
wieder mit der komplexer werdenden Begleitung von Schwangeren, Gebärenden
und Wöchnerinnen bzw. deren Kinder begründet. Gründe hierfür sind der medizinische Fortschritt, der auch vielfach vorerkrankten Frauen eine Schwangerschaft
ermöglicht, Zunahme von beispielsweise Diabetes mellitus und Adipositas, aber
auch das Eingehen auf die besonderen gesundheitlichen Bedürfnisse von z. B.
Migrant*innen (19,72).

Die Advanced Midwifery Practice ist durch die vier Merkmale autonome Praxis, Leadership (klinische Führung), Fachexpertise und Forschungskompetenz
gekennzeichnet (19,72). In diesem Sinne können Hebammen, die auf diesem
Niveau arbeiten, z. B. selbstständig Sprechstunden für ihr Spezialfeld anbieten,
entsprechende Schwangere oder Wöchnerinnen eigenständig und kontinuierlich
betreuen und deren Versorgung koordinieren (Caseload Midwifery). In manchen
Ländern dürfen Hebammen auch Diagnosen stellen, eine Behandlung einleiten oder Medikamente verschreiben. Zudem sind sie dafür zuständig in ihr
Tätigkeitsfeld neue Forschungsergebnisse zu implementieren oder auch selbst
wissenschaftlich zu arbeiten, sich zu auditieren und Qualitätsmanagement zu
betreiben, ihr Tätigkeitsfeld weiterzuentwickeln, ihre Expertise an Kolleg*innen
und werdende Hebammen weiterzugeben und eine ganzheitliche Versorgung zu
unterstützen (19).

In allen Entwicklungsfeldern, aber insbesondere im Rahmen von Advanced Practice, vereinen Hebammen dafür verschiedene berufliche Rollen mit dahinterstehenden Kompetenzen, um auf diesem fortgeschrittenen Niveau betreuen, kritische Entscheidungen treffen und komplexe Fälle handhaben zu können (72). Wickham (2013) und Goemaes et al. (2016) beschreiben Rollen wie Clinician, Educator (Lehrende/ Wissensvermittelnde), Berater*in, Forschende, Manger*in, clinical and professional Leader, Change Agent und Collaborator (19,48). Vergleichbare, über das reine Fachwissen hinausgehende Rollen und Kompetenzen formuliert auch das in Kanada entwickelte CanMED-Modell für Gesundheitsberufe. Hier finden sich zusätzlich die Rollen Communicator, Schoolar und Health Advocate (73,74). Je nach Entwicklungsfeld oder Tätigkeitsgebiet können sich eine oder mehrere Rollen hervortun. Wichtig ist das Verständnis, dass die Rollen sowohl gegenüber Klient*innen, als auch gegenüber Kolleg*innen und andere Gesundheitsprofessionen eingenommen werden. So kommt z. B. die Educator-Rolle sowohl gegenüber werdenden oder jüngeren Hebammen zum Tragen als auch im Rahmen von Aufklärung und der Vermittlung von Gesundheitskompetenz gegenüber Klient*innen.

1.2.3.2 Entwicklungsmöglichkeiten in Deutschland

Wie eingangs erwähnt, fehlt es in Deutschland an einheitlichen, offiziellen und bundesweit gültigen Stellenbeschreibungen für einfache examinierte Hebammen, die angestellt im Krankenhaus arbeiten. Aus Berufsgesetzen und Berufsordnungen lassen sich lediglich die Berufsdefinition, Ausbildungsweg und gesetzliche Rechte und Pflichten ableiten (14,31–33,37). Dementsprechend schwierig ist es, Entwicklungsmöglichkeiten und Karrierepfade zu definieren, in denen Hebammen Aufgaben nachgehen, die über die übliche Hebammentätigkeit hinausgehen, erweiterte Kompetenzen erfordern und entsprechend anerkannt und vergütet werden. Die einzige Funktion, bei der das bislang weitgehend gelungen ist, ist die der leitenden Hebamme (auch Teamleitung), die dem Karrierepfad Management zuzuordnen und schon lange etabliert ist (56).

Neben dieser Funktion werden in einer vom Deutschen Hebammenverband (DHV) erstellten Tätigkeitenbeschreibung lediglich zwei weitere Entwicklungsmöglichkeiten definiert. Die Notwendigkeit dieser Funktionen wurde maßgeblich durch die Reform der Hebammenberufsgesetze im Jahr 2019 bestimmt. Gemeint sind Praxisanleiter*innen und die Ausbildungsleitung. Im Zuge der Akademisierung der Hebammenausbildung wurde ein Anspruch der Hebammenstudierende auf durch Praxisanleitende begleitetes Lernen in den Praxiseinsätzen von mindestens 25 % der Einsatzstundenzahl festgelegt. Zudem liegt die Koordination der praktischen Ausbildung, der Praxiseinsätze, Bewerber*innenauswahl und weiterer im Zusammenhang stehende organisatorische Aufgaben seitdem in der Pflicht der verantwortlichen Praxiseinrichtung (vPE; i. d. R. dem Ausbildungskrankenhaus), was diese Funktionen begründet (14,37,56). Die Funktionen werden bisher nicht flächendeckend anerkannt und vergütet und wenn, in sehr unterschiedlichem Umfang, abhängig von individuellen Gehaltverhandlungen der Hebammen bzw. Einzelfallentscheidung des Klinikmanagements. In Tarifverträge wurden die Qualifikationen bislang nicht aufgenommen (9,44,75). Und das, obwohl die Weiterbildung im Falle der Praxisanleitung umfangreich und staatlich reguliert ist bzw. im Falle einer Kreißsaalleitung von Perinatalzentren eine absolvierte Leitungsweiterbildung verpflichtend ist und alle Funktionsinhaber*innen klar ein anderes bzw. größeres Tätigkeitsspektrum abdecken (6,56,76,77).

Darüber hinaus benennen Bauer et al. (2020) am Beispiel Nordrhein-Westfalen weitere besondere Funktionen, die durch Krankenhaus-Hebammen bekleidet werden. Dazu gehört die Beauftragung für Themen, wie zum Beispiel Hygiene, Qualitätsmanagement, Stillen, die Leitung der Elternschule oder des Hebammenkreißsaals. Auch Rollen, die den innerbetrieblichen Ablauf sicherstellen, wie Geräte-, IT- oder Öffentlichkeitsarbeit-Beauftragte wurden benannt (6). Diese Funktionen sind ebenfalls mit Aufgaben belegt, die über die übliche Hebammentätigkeit hinausgehen und erweiterte Kompetenzen, z. B. im Managementbereich (Qualitätsmanagement, Leitung Elternschule, Leitung Hebammenkreißsaal) oder auf fachlicher Ebene (Still- und Laktationsberatung, Hebammenkreißsaal) bzw. aufwändige Weiterbildungen (Still- und Laktationsberatung) benötigen (6,78). Es fehlen somit weitgehend echte Karrierepfade für angestellte Hebammen, insbesondere im Bereich der klinischen Praxis und Forschung. In den anderen Bereichen verhindern Vergütungssysteme bislang weitgehend, dass Hebammen mit erweiterten Kompetenzen und Tätigkeitsprofilen und damit verantwortungsvolleren Aufgaben eine angemessene Entlohnung dafür erhalten können. Ebenfalls macht das Fehlen von bundesweit einheitlichen und definierten Stellen- und Tätigkeitsbeschreibungen, sowie Karrierepfaden einen beruflichen Aufstieg über das Standard-Stellenprofil einer Klinik-Hebamme nicht möglich.

1.3   Hebammenwissenschaftliche Relevanz

Das zentrale Ziel aller Akteure in der peripartalen Versorgung ist das bestmögliche gesundheitliche Outcome der Mutter und des Kindes (79–81). Damit in Verbindung stehen Aspekte wie die Vermeidung von Unter- und Überversorgung, die Vermeidung unnötiger Interventionen, Gesundheitsaufklärung und

Handeln auf Grundlage aktueller wissenschaftlicher Erkenntnisse. Relevante Studienergebnisse der letzten Jahre zeigen, dass Hebammen und hebammengeleitete Versorgung einen besonderen Beitrag zu einer qualitativ hochwertigen, umfassenden und gesundheitsfördernden Versorgung von Frauen und Kindern in der peripartalen Zeit leisten und damit unverzichtbar zur Zielerreichung beitragen (80,82,83). Voraussetzung ist, dass sie entsprechend ihres vollständigen Kompetenz- und Aufgabenbereichs entsprechend der ICM Definition tätig werden können (82).

In Deutschland zeigt sich gegenwärtig die Situation, dass die besondere Expertise von berufserfahrenen, spezialisierten und akademisch ausgebildeten Hebamme kaum genutzt wird. Zudem liegen organisatorische Strukturen vor, die es Hebammen nicht ermöglichen in ihrem vollständigen Kompetenz- und Aufgabenbereich tätig zu werden, beispielsweise durch eine überwiegend ärztlich geleitete Geburtshilfe und Schwangerenvorsorge (84,85). Das schränkt die berufliche Autonomie der Hebammen ein, genauso wie ihr Potential auf die Gesundheitsversorgung von Frauen und Kindern. Zusätzlich zeigen sich nicht zufriedenstellende Arbeitsbedingungen in den hebammenrelevanten Bereichen der Krankenhäuser mit einer hohen Arbeitsbelastung, Übernahme fachfremder Tätigkeiten und einem schlechten Betreuungsschlüssel (1,86). Alle drei Aspekte beeinflussen maßgeblich die Arbeitszufriedenheit und sind Gründe für die Reduktion von Arbeitsstunden, Kündigung oder sogar Aufgabe der Hebammentätigkeit (1,10,27). Damit gehen der Praxis mitunter erfahrene Hebammen mit umfangreichen Fertigkeiten verloren, was z. B. das Unternehmen, die Versorgungsqualität, die Entwicklung des Hebammenberufs und die Ausbildung werdender und junger Kolleg*innen auf Dauer schwächt (19,26,49,53).

Entwicklungsmöglichkeiten sind daher von hoher Relevanz. Sie geben Hebammen nicht nur die Möglichkeit einer beruflichen Zukunftsperspektive, sondern auch die Möglichkeit, u. a. Wissen, Skills und Kompetenzen umfänglich einzusetzen, und damit die eigenen Arbeitsbedingungen zu verbessern, die Hebammenwissenschaft auszubauen, Versorgungsstrukturen positiv zu beeinflussen, neue Konzepte zu implementieren, die Qualität ihrer Arbeit nachzuweisen, wissenschaftliche Erkenntnisse in ihre Arbeit zu integrieren, eine hochwertige Ausbildung und Einarbeitung junger und werdender Hebammen sicherzustellen. Nur so kann auch zukünftig für die Attraktivität des Berufes gesorgt werden. Auch die gegenwärtig wichtige Frage, wie Qualifikationen und Kompetenzen, sowie die damit einhergehende Ausweitung des Tätigkeitsspektrums und der Verantwortungszuwachs erworben durch CPD-Maßnahmen zukünftig in der praktischen Hebammenarbeit abgebildet werden können, ergibt sich.

Darüber hinaus zeigt sich auch eine Relevanz des Themas für Arbeitgeber und Krankenhausmanager*innen, da die Etablierung von Karrieremöglichkeiten eine wichtige Stellschraube zur Vermeidung von Fluktuation im stationären Arbeitsbereich von Hebammen sein und eine Verschärfung der Personalsituation vermieden werden kann (1,10,27). Dies ist neben weiteren Faktoren wiederum von Bedeutung für Schwangere, Gebärende, Wöchnerinnen und deren Kinder und in der weiteren Folge auch für das Gesundheitssystem und die Frauen- und Kindergesundheit (58,79,87).

So sind viele der international über die examinierte Bachelorhebamme hinausgehenden Funktionen eingeführt worden, um eine qualitativ hochwertige, sichere, evidenzbasierte, aber trotzdem individuelle Versorgung und Geburtshilfe für die Frauen und Kinder zu gewährleisten. Dabei sollen entsprechend weiterqualifizierte Hebammen im Managementbereich z. B. für eine adäquate Personalbesetzung (quantitativ und qualitativ, Skillmix), hohe Qualitätsstandards und reibungslose Abläufe auch im Notfall sorgen. Hebammen im Aus- und Weiterbildungsbereich sind für die hochwertige umfassende Ausbildung zukünftiger Hebammen und die Begleitung und Einarbeitung von Berufsanfänger*innen zuständig, sodass diese ihr volles Potential zugunsten der Frauen und Familien ausschöpfen können (18). In Krankenhäusern, in denen aktiv Forschung betrieben wird, finden weniger unerwünschte Ereignisse statt und die Patient*innenoutcomes sind besser (57). Ein wichtiges Argument, dass für die Einführung von praxisbasierten, über die Forschungsassistenz hinausgehenden, Forscher*innenrollen für Hebammen und für die Weiterentwicklung der Hebammenwissenschaft als eigenes Forschungsgebiet spricht. Nicht zuletzt sind mit Advanced Practice- Rollen das Voranbringen der hebammengeleiteten kontinuierlichen Versorgung verknüpft, die sowohl Frauen aus dem Low-Risk-Kollektiv als auch Frauen mit gesundheitlichen Besonderheiten, komplexen Verläufen, besonderem Beratungsbedarf oder auffälliger Anamnese zu bestmöglichen Outcomes verhilft (72,82,83). Darüber hinaus stehen das Entgegenwirken von Fehlversorgung, eine individuell angepasste, evidenzbasierte und partnerschaftliche Begleitung, die Etablierung innovativer zukunftsfähiger Versorgungskonzepte, die Reduktion von Interventions-, Tot- und Frühgeburtenraten sowie ein effektiverer Ressourceneinsatz in Verbindung mit kontinuierlicher hebammengeleiteter Betreuung und Advanced Practice Midwifery (13,72,82,83,88).

1.4 Forschungsziele und Forschungsfrage

Entwicklungsmöglichkeiten und Karrierechancen für Hebammen haben in mehreren Dimensionen Einfluss auf den Hebammenberuf und die perinatale Versorgung, wie Kapitel 1 aufzeigen konnte. In Deutschland sind diese ausbaufähig, aber notwendig, um Hebammen mit erweiterten Kompetenzen eine Perspektive in der praktischen Hebammenarbeit zu geben, den Bedürfnissen der Frauen, Familien, aber auch fortschreitenden medizinischen Möglichkeiten gerecht zu werden und die evidenzbasierte Hebammenwissenschaft zu fördern. Vor dem Hintergrund der Akademisierung der Hebammenausbildung und der gesetzlich festgelegten Fort- und Weiterbildungsverpflichtung rückt die Frage nach Entwicklungsmöglichkeiten für die Berufsgruppe der Hebammen in den Vordergrund.

Die zunehmende Anzahl junger Hebammen mit Bachelorabschluss bilden dabei die Zukunft des Berufsstands in Deutschland. Sie arbeiten mehrheitlich auch oder ausschließlich in geburtshilflichen Krankenhausabteilungen, oftmals im Angestelltenverhältnis (4,5,13,17). Gerade ihnen steht durch den Bachelorabschluss jegliche Möglichkeit der beruflichen Weiterentwicklung, auch in der klinischen Praxis, offen. Bislang scheint diese Zielgruppe nicht zu ihren Einschätzungen und Vorstellungen zur beruflichen Entwicklung befragt worden sein. Folgende Fragen stellen sich in diesem Zusammenhang:

- Beschäftigen sich im Krankenhaus angestellte Hebammen mit Bachelorabschluss am Berufsstart mit dem Thema Entwicklungsmöglichkeiten/ Karrierechancen?
- Wie schätzen sie ihre beruflichen Entwicklungsmöglichkeiten und Karrierechancen selbst ein?
- Inwieweit können sie ihren Bachelorabschluss und ggf. andere durch Weiterbildungsmaßnahmen erworbene Kompetenzen einsetzen?
- Welche Motive stehen hinter dem Wunsch zur beruflichen Entwicklung?
- In welchen Tätigkeitsfeldern einer Klinikhebamme wünschen sie sich Entwicklungsmöglichkeiten?
- Welche Ziele/Visionen verfolgen sie damit?
- Welche inhaltlichen und arbeitsrelevanten Gegebenheiten müssen aus Sicht der Hebammen mit Bachelorabschluss für eine berufliche Weiterentwicklung erfüllt sein?
- Welche Voraussetzungen sehen sie für eine berufliche Weiterentwicklung mit der Übernahme verantwortungsvollerer oder umfangreicherer Tätigkeit als adäquat an?

Daraus ergibt sich in der Zusammenfassung die Forschungsfrage der vorliegenden Masterthesis: *Wie schätzen im Krankenhaus angestellt tätige Hebammen mit
Bachelorabschluss am Berufsstart ihre beruflichen Entwicklungsmöglichkeiten und
Karrierechancen ein, welche Visionen und Wünsche haben sie in Bezug auf die Weiterentwicklung ihrer Hebammenlaufbahn und welche Voraussetzungen sehen sie
hierfür als adäquat an?*

Die Fragestellung ist als überwiegend explorativ zu bewerten und soll somit
Sachverhalte in einem wenig erforschten Feld ergründen. Damit wurde als Ziel
dieser Arbeit festgelegt, aufzuzeigen, wie im Krankenhaus angestellte, junge
Hebammen mit Bachelorabschluss gegenwärtig ihre Entwicklungsmöglichkeiten
einschätzen und wie sie sich zukünftig beruflich weiterentwickeln möchten. Daraus sollen Erkenntnisse zur Einrichtung entsprechender Bildungsangebote und
Positionen im Arbeitsfeld Krankenhaus abgeleitet, sowie Anstöße für zukünftige Forschungsarbeiten gegeben werden. Vor diesem Hintergrund wird auf die
Formulierung übergeordneter Arbeitshypothesen verzichtet (89).

Methodik 2

In diesem Kapitel wird die strukturierte Vorgehensweise bei der Planung und Durchführung der empirischen Untersuchung dieser Arbeit beschrieben. Zur Beschreibung der Vorgehensweise erfolgte eine Orientierung entlang der STROBE Checkliste für Querschnittstudien (90). Zunächst werden die Auswahl des Studiendesigns und die Stichprobe erläutert. Es folgt eine Beschreibung des genutzten Befragungsinstruments. Abschließend wird auf die Datenerhebung und -auswertung eingegangen.

2.1 Studiendesign

Es wurde ein quantitativer Forschungsansatz in Form einer nicht-experimentellen prospektiven Querschnittstudie zur Bearbeitung der Forschungsfrage gewählt. Die Zielpopulation (siehe 2.2) sollte mittels eines Online-Fragebogens einmalig zu den Untersuchungsgrößen *Einschätzung gegenwärtiger Entwicklungsmöglichkeiten, Visionen und Wünsche zukünftiger Entwicklungsmöglichkeiten* und *benötigte Voraussetzungen* befragt werden.

Eine Querschnittstudie liefert aktuelle, objektive und damit vergleichbare Informationen über die Prävalenz von Merkmalen in einer Population zu einem definierten Zeitpunkt. Dadurch kann sie beitragen, Zusammenhänge zwischen Variablen zu identifizieren oder weiterführende Hypothesen zu generieren. Dies

Ergänzende Information Die elektronische Version dieses Kapitels enthält Zusatzmaterial, auf das über folgenden Link zugegriffen werden kann https://doi.org/10.1007/978-3-658-47852-0_2.

macht sie zu einem geeigneten Studiendesign in einem noch wenig erforschten Feld und für die Beantwortung einer überwiegend als explorativ einzuordnenden Forschungsfrage mit quantitativen Methoden. Zuletzt muss auch die Ressourceneffizienz des Studiendesigns vor dem Hintergrund beschränkter zeitlicher und finanzieller Mittel benannt werden (89,90).

Aufgrund der Fragestellung wäre auch der Einsatz qualitativer Forschungsmethoden denkbar gewesen. Qualitative Studiendesigns werden häufig zur Bearbeitung explorativer Fragestellungen gewählt. Sie verfolgen das Ziel, komplexe Zusammenhänge in ungenügend erforschten Themenfeldern zu studieren. Sie ermöglichen ein hohes Maß an Flexibilität, sind aber auch durch Subjektivität, mangelnde Standardisierung und damit geringer Vergleichbarkeit und Reproduzierbarkeit geprägt (89). Eine weitere Alternative wäre ein Längsschnittdesign gewesen, in dem man beispielsweise die Veränderung von Visionen und Wünschen der Teilnehmenden mit zunehmender Berufserfahrung erheben könnte. Dies geht allerdings mit einem deutlich höheren zeitlichen und finanziellen Aufwand einher und übersteigt die zu Verfügung stehenden Ressourcen dieser Masterarbeit.

2.2   Studienpopulation und Stichprobe

2.2.1   Ein- und Ausschlusskriterien

Die Einschlusskriterien für die Studie und damit die Studienpopulation sind folgendermaßen definiert:

- Examinierte Hebamme
- Hebammenwissenschaftlicher Bachelorabschluss
- Angestellte Tätigkeit in Teil- oder Vollzeit in einem Krankenhaus in Deutschland
- Maximal fünf Jahre Berufserfahrung

Dabei spielte es keine Rolle, ob die Berufszulassung zur Hebamme oder der Bachelorabschluss in oder außerhalb Deutschlands erworben wurde, ob der Bachelorabschluss primärqualifizierend, ausbildungsintegrierend oder nachqualifizierend erworben wurde und in welchem Bereich des Krankenhauses die Hebamme primär tätig ist. Entsprechend ausgeschlossen wurden Hebammen, die die Einschlusskriterien nicht vollständig erfüllen. Das betrifft Hebammen, die ausschließlich freiberuflich oder im Belegsystem in einem Krankenhaus arbeiten, Hebammen ohne hebammenwissenschaftlichen Bachelorabschluss und Hebammen mit mehr als 5 Jahren Berufserfahrung, sowie werdende Hebammen. Die Wahl der Zielpopulation hatte mehrere Gründe: In Deutschland arbeiten Hebammen mehrheitlich zumindest teilweise im Angestelltenverhältnis in einem Krankenhaus (1,4,5,41). Auch sind lediglich in Form einer angestellten Tätigkeit definierte Entwicklungsmöglichkeiten und Karrierechancen umsetzbar. Ein hebammenwissenschaftlicher Bachelorabschluss ist inzwischen verpflichtend und stellt den zukünftigen Standard für alle Hebammen dar. Er eröffnet alle Möglichkeiten der beruflichen Weiterentwicklung, sowohl über Weiterbildungen als auch auf dem akademischen Weg. Zuletzt bedeutet er die Angleichung an internationale Normen der Hebammenausbildung (14).

Die Einschränkung, lediglich Hebammen mit maximal fünf Jahren Berufserfahrung einzuschließen, erfolgte vor allem aufgrund der Gegebenheiten. Die vollständige Akademisierung der Hebammenausbildung in Deutschland erfolgte erst im Jahr 2020 mit der Reform des Hebammengesetzes (14). Davor war der Erwerb eines hebammenwissenschaftlichen Bachelorabschlusses nur im Rahmen sogenannter Modellstudiengänge (s. auch Abschnitt 1.2.2.2) möglich. Die Zahl der Absolvent*innen dieser Studiengänge, die potentiell der Studienpopulation angehören können, stieg erst in den letzten fünf Jahren kontinuierlich an (20,21). Aus diesem Grund wurden allerdings bewusst alle Hebammen mit hebammenwissenschaftlichem Bachelorabschluss eingeschlossen, unabhängig davon, ob dieser primärqualifizierend, ausbildungsintegrierend oder nachqualifizierend erworben wurde und der Studiengang mit Hebammenwissenschaft, -kunde, -wesen oder Midwifery betitelt war. Die Einschränkung sorgte zusätzlich auch dafür, dass die teilnehmenden Hebammen ihre berufliche Laufbahn im Wesentlichen noch vor sich haben und somit unabhängig vom bisherigen Werdegang Visionen und Wünsche äußern können, was als Vorteil angesehen wurde.

Wichtig war bei der Wahl der Einschlusskriterien die Sicherstellung der Reproduzierbarkeit der Studie bei zukünftig in Deutschland ausschließlich akademisch ausgebildeten Hebammen, sowie die Gewährleistung der Vergleichbarkeit mit internationalen Studien und gleichzeitige Sicherstellung einer ausreichend großen Studienpopulation.

2.2.2 Stichprobe

In Deutschland findet keine Erfassung der genauen Anzahl, der Arbeitsform und des Arbeitsumfangs von Hebammen statt, weswegen die exakte Größe der definierten Population nicht ermittelt werden kann (91). Dadurch ist auch der Zugang zur Zielgruppe stark erschwert. Aufgrund dessen fiel die Entscheidung auf eine Stichprobenziehung in Form einer nicht-probabilistischen Gelegenheitsstichprobe. Aufgrund des Rekrutierungsweges (s. Abschnitt 2.4) kann sie auch als Selbstselektions-Stichprobe unter zur Hilfenahme des Schneeballverfahrens eingeordnet werden (89). Für die, wenn auch durch die Art der Stichprobenziehung stark eingeschränkte, Repräsentativität der Studie erfolgte eine Berechnung des optimalen Stichprobenumfangs. Die hierfür benötigte Populationsgröße wurde auf Grundlage der Literatur näherungsweise bestimmt. Sie wurde auf N = 1320 geschätzt (4,5,20,21,92). Die Berechnung erfolgte anhand nachfolgender Formel für endliche Grundgesamtheiten nach Morales Vallejo (2012) (Abbildung 2.1) (93):

$$n \geq \frac{N}{1 + \frac{(N-1)\cdot\varepsilon^2}{z^2\cdot P\cdot Q}}$$

Abbildung 2.1 Formel für die Berechnung des optimalen Stichprobenumfangs nach Morales Vallejo (2012)

Für die Untersuchungsgrößen wurden die folgende Werte bestimmt und in die Formel eingesetzt. Dabei wurde ein Konfidenzniveau von 90 % als hinreichend sicher angesehen, während gleichzeitig eine praktikable optimale Stichprobengröße für den Studienrahmen gewährleistet ist.

- Konfidenzniveau: 90 %
- Z-Wert: 1,65
- Fehlerbereich $\varepsilon = 0,1$
- Mittelwert der Grundgesamtheit P = 0,5
- Q = 1 – P = 0,5
- Grundgesamtheit N: 1320

$$n \geq \frac{1320}{1 + \frac{(1320-1)*0,1^2}{1,65^2*0,5*0,5}} = 64,77 \approx 65$$

Es ergab sich eine optimale Stichprobenumfang von n = 65, auf den bei der Rekrutierung von Teilnehmenden hingearbeitet wurde.

2.3 Befragungsinstrument

Als Instrument für die Datenerhebung wurde eine Online-Befragung gewählt. Aufgrund der einfachen Verbreitung und damit Rekrutierung einer schwer erreichbaren Zielgruppe und der vermuteten Altersstruktur der Zielpopulation (20–30-Jährige) wurde diese als angemessen und zielführend angesehen. Der Fragebogen wurde mit LamaPoll, einem Online-Umfrage-Tool des Anbieters Lamano GmbH & Co. KG, erstellt. Die Wahl darauf fiel aufgrund des hohen garantierten Datenschutzstandards, der einfachen, intuitiven Handhabung des Tools bei der Fragebogenkonstruktion und der Möglichkeit für Teilnehmende den Fragebogen auf allen Endgeräten (PC, Tablet, Smartphone) ausfüllen zu können.

Aufgrund des in dieser Form weitgehend unerforschten Themas konnte auf keinen validierten Fragebogen zurückgegriffen werden. Daher wurde ein eigener standardisierter Fragebogen unter Heranziehung entsprechender Literatur und Orientierung an erprobten Messinstrumenten erstellt (24,89,94–98). Der verwendete Fragebogen ist in Anhang 1 im elektronischen Zusatzmaterial zu finden.

2.3.1 Fragebogenkonstruktion

Der Fragebogen umfasst insgesamt 25 Fragen, die sich auf drei Frageblöcke, entsprechend der Untersuchungsgrößen *Einschätzung gegenwärtiger Entwicklungsmöglichkeiten, Visionen und Wünsche zukünftiger Entwicklungsmöglichkeiten* und *benötigte Voraussetzungen*, und die sozialstatistischen Angaben verteilen. Es kamen überwiegend geschlossene und halboffene Fragen mit vorgegebenen Antwortmöglichkeiten, sowie Rating-Skalen für Aussagen zur persönlichen Einschätzung zum Einsatz. Drei Fragen gaben Raum für offene Antwortmöglichkeiten. Bei einigen Fragen war eine Mehrfachnennung von Antworten möglich, worauf entsprechend hingewiesen wurde.

Dem Fragebogen wurde ein Einführungstext mit Informationen zu Hintergrund, Ziel und Einschlusskriterien der Studie, sowie datenschutzrechtliche Informationen vorangestellt. Der Kenntnisnahme der Informationen musste zugestimmt und in die Teilnahme an der Studie eingewilligt werden, um den Fragebogen zu beginnen. Darauf folgten Hinweise zum Ausfüllen des Fragebogens sowie eine kurze Definition der Begriffe Entwicklungsmöglichkeit, Karrierechance und Klient*innen. Damit sollte gewährleistet werden, dass alle Teilnehmenden mit demselben Verständnis der Begriffe den Fragebogen ausfüllen. Die Definitionen zur Entwicklungsmöglichkeit und Karrierechance erfolgten auf Grundlage

der Literatur und einem validierten Fragebogen zur Arbeitszufriedenheit von
Neuberger und Allerbeck (1997) (24).

Frageblock A   *Einschätzung gegenwärtiger Entwicklungsmöglichkeiten/ Karrierechancen*

Der erste Frageblock befasst sich mit der Untersuchungsgröße Einschätzung gegenwärtiger Entwicklungsmöglichkeiten und Karrierechancen. Der Block
umfasst vier Fragen, wovon die erste Frage (Frage 3) zum Einstieg mit einer
einfachen Auswahlfrage erfragt, ob sich die teilnehmende Person bereits schon
einmal über ihre Entwicklungsmöglichkeiten als Hebamme Gedanken gemacht
hat. Als „Eisbrecher"-Frage sollte diese leicht zu beantwortende Frage in das
Thema einleiten und zum Ausfüllen des Fragebogens animieren (94). Es handelt
sich hierbei auch um eine Filterfrage für die folgende, halboffene Frage nach den
Motiven für den Wunsch nach beruflicher Entwicklung. Diese erscheint lediglich,
wenn Frage 3 nicht verneint wurde, da sie sonst nicht sinnvoll ist.

Um sicherzugehen, dass alle in Deutschland bestehenden Entwicklungsmöglichkeiten im Rahmen des theoretischen Hintergrunds erfasst wurden und
Forscherin sowie Teilnehmende dasselbe Verständnis hierzu haben, erbittet Frage
5 mit Freitextfeldern alle bekannten Entwicklungsmöglichkeiten zu benennen. Ein
naheliegendes Beispiel (Praxisanleiter*in) wurde in die Fragestellung integriert.
Die Frage erfasst genau genommen Hintergrundvariablen, wurde aber aufgrund
des thematischen Zusammenhangs mit gegenwärtigen Entwicklungsmöglichkeiten und zur abwechslungsreichen Gestaltung des Fragebogens zur Minimierung
der Abbrecherquote in diesem Frageblock platziert. Die eigentliche Einschätzung gegenwärtiger Entwicklungsmöglichkeiten wurde vor allem durch Frage
6 operationalisiert. Teilnehmende sollten den Grad ihrer Zustimmung zu sieben in einer Matrix zusammengefassten Items geben. Die Aussagen beziehen
sich teilweise auf die individuelle Sicht persönlicher Entwicklungsmöglichkeiten
im Klinikkontext, auf den Einsatz und die Anerkennung des Bachelorabschlusses
und inwieweit vorhandene Entwicklungsmöglichkeiten zu Kompetenzerweiterung
motivieren. Der Grad der Zustimmung wurde mit einer sechsstufigen verbalen,
bipolaren Ratingskala erhoben. Um eine Antworttendenz zur mittleren Kategorie
und eine damit im Zusammenhang stehende Verzerrung zu vermeiden, fiel nach
sorgfältiger Sichtung der Literatur die Entscheidung auf eine sechsstufige Skala.

Frageblock B   *Wünsche und Visionen zukünftiger Entwicklungsmöglichkeiten und Karrierechancen*

Der zweite Frageblock untersucht die Visionen und Wünsche zukünftiger Entwicklungsmöglichkeiten und Karrierechancen. Er umfasst fünf Fragen. Bei der ersten Frage (Frage 7) handelt es sich um eine geschlossene Frage mit einer vierstufigen Ratingskala, die den Wunsch nach einer beruflichen Entwicklung erfragt. Es folgt eine halboffene Auswahlfrage mit der Möglichkeit für Mehrfachnennungen nach dem gewünschten Entwicklungsfeld im Klinikkontext. Die vier Antwortalternativen basieren dabei auf den vier Entwicklungsfeldern, die im Rahmen der Literaturrecherche für den theoretischen Hintergrund dieser Arbeit herausgearbeitet werden konnten (Management, Ausbildung, Forschung, Klinische Praxis). Zum besseren Verständnis wurden diese durch das Aufzählen mehrerer in Verbindung stehender Tätigkeiten dargestellt. Ein Freitextfeld gab die Möglichkeit für weitere nicht bedachte Antwortalternativen. Item 9 gibt per offener Frage mit Freitextfeld die Möglichkeit frei Wünsche, Visionen und Vorstellungen zu künftigen Tätigkeiten, Rollen und Funktionen im Klinikkontext zu äußern. Bei Item 10 handelt es sich erneut um eine halboffene Mehrfachauswahlfrage. Es wurden sechs Antwortalternativen vorgeschlagen, sowie ein Freitextfeld. Als Frageinstruktion wurden die Teilnehmenden aufgefordert, die zutreffendste/n Antwortalternative/n auszuwählen. Erfragt wurden die Ziele, die mit einer beruflichen Entwicklung als Klinikhebamme verfolgt werden. Die Antwortalternativen basieren wiederum auf den Rollen und Funktionen innerhalb der vier aus der Literatur stammenden Entwicklungsfeldern für den Klinikkontext (s. o.), sowie deren Einflussbereiche auf die geburtshilfliche Versorgung. Ein Freitextfeld wurde angeboten, falls Teilnehmende ihre Ziele außerhalb der angebotenen Antwortalternativen sahen.

Frage 11 wurde erneut in Form einer Matrix mit sechs Items realisiert. Auf einer sechsstufigen verbalen, unipolaren Ratingskala konnten für die Items der Grad der Wichtigkeit der Aussagen zu begleitenden Faktoren einer beruflichen Weiterentwicklung angegeben werden. Die Entscheidung für eine sechsstufige Skala fiel mit der gleichen Begründung wie für Frage 6 in Frageblock A. Abschließend wurde im Rahmen einer offenen Frage (Item 12) Raum für nicht nachgefragte Aspekte in Bezug auf zukünftige Entwicklungsmöglichkeiten gegeben. Die Operationalisierung der Untersuchungsgröße Wünsche und Visionen zukünftiger Entwicklungsmöglichkeiten für Klinikhebammen wurde somit über die Fragen 8 bis 12 operationalisiert.

Frageblock C   Voraussetzungen für eine berufliche Weiterentwicklung

Der dritte Frageblock erhebt, welche Voraussetzungen für eine berufliche Entwicklung mit Wahrnehmung komplexerer oder umfangreicherer Aufgaben als angemessen angesehen werden. Hierzu wurde eine halboffene Frage zum ausschlaggebenden Faktor für eine tarifliche Eingruppierung (Frage 13) und eine zum erforderlichen Bildungsabschluss (Frage 14) gestellt. Außerdem konnte über ein Zahlenfeld die für angemessen befundene Berufserfahrung in Jahren eingegeben werden (Frage 15). Abschließend erfragt eine offene Frage weitere für nötig befundene Qualifikationen und Voraussetzungen ab, die in ein Freitextfeld eingegeben werden konnten. In Betracht kommende Voraussetzungen wurden somit mit Einzelindikator-Variablen erfragt. Die offene Frage am Ende des Abschnitts gab ausreichend Möglichkeit nicht benannte Voraussetzungen angeben zu können.

Hintergrundvariablen
Der letzte Frageblock erfasst Hintergrundvariablen und sozialstatistische Angaben. Diese dienen der Einordnung und Beschreibung der Stichprobe, zudem sind sie für die Vergleichbarkeit der Ergebnisse wichtig. Weitere, zum Studienthema passende Variablen wurden erfragt, um u. a. sicherzustellen, dass die Einschlusskriterien für die Teilnahme an der Befragung erfüllt wurden. Da es sich hierbei in der Regel um manifeste Variablen handelt, wurden diese als Einzelindikatoren mit etablierten Fragebogen-Items erfasst. Als demografische Variablen wurden das Alter in Form eines Zahlenfeldes, der Beziehungsstatus (geschlossene Frage mit Antwortalternativen), das Vorhandensein von Kindern (Alternativfrage mit Zahlenfeld für die Anzahl der Kinder falls zutreffend), sowie der höchste Schulabschluss (geschlossene Frage mit Antwortalternativen) abgefragt.

Über die demografischen Angaben hinausgehend wurden Hintergrundvariablen, wie die Art des Bachelorabschlusses (primärqualifizierend, ausbildungsintegrierend, nachqualifizierend), Tätigkeitsform (angestellt, freiberuflich) und -feld, Arbeitsorte im Krankenhaus-Setting, die Versorgungsstufe der Arbeitgeber-Klinik und bereits erfolgte Weiterbildungsmaßnahmen per geschlossener Frage mit vorgegebenen Antwortkategorien erfragt. Zudem konnte das Jahr der Berufszulassung über ein Zahlenfeld und das Land, in dem Berufszulassung und Bachelorabschluss erlangt wurden entweder über ein Auswahlfeld (beides in

Deutschland erlangt) oder Freitextfelder eingegeben werden. Ein abschließendes Freitextfeld ermöglichte Kommentare, Anregungen oder Feedback zum Fragebogen bzw. der Studie zu geben.

2.3.2 Fragebogen-Pretest

Da auf keinen validierten Fragebogen zurückgegriffen werden konnte, wurde der selbstständig erstellte Fragebogen einem zweistufigen Pretest unterzogen. So sollte den Gütekriterien nachgekommen werden. Vier Teilnehmende testeten den Fragebogen im Hinblick auf Relevanz der Fragen, Verständnis der Fragestellungen, Ausschöpfung der Antwortalternativen, logischer Aufbau und benötigter Bearbeitungszeit. Bei den Pretest-Teilnehmer*innen handelte es sich um zwei Hebammen, die der Zielpopulation vollständig entsprachen, sowie zwei Hebammen, die drei der vier Merkmale der Zielpopulation erfüllten (eine hatte keinen Bachelorabschluss, die andere war derzeit nicht in einem Anstellungsverhältnis). Unter Anwendung der „Think aloud"-Technik gaben die Teilnehmenden Rückmeldung zu oben genannten und weiteren Aspekten. Aufgrund dessen erfolgte eine Überarbeitung des Fragebogens. In einigen Fällen wurde die Reihenfolge der Fragen geändert und zwei Fragen (5 und 10) wurden zusätzlich aufgenommen. Zudem wurden größere Veränderungen bei Frage 8 vorgenommen, da sie ohne das theoretische Hintergrundwissen, welches Kapitel 1 dieser Arbeit darlegt, uneindeutig zu verstehen war. Ansonsten waren vorrangig Umformulierungen von Fragestellungen oder Spezifizierung von Antwortalternativen zur eindeutigen Verständlichkeit nötig. Nach der Überarbeitung wurden die vier Pretester*innen erneut um das Ausfüllen des Fragebogens und eine Rückmeldung gebeten. Hiernach waren lediglich kleine Veränderungen bei Formulierungen nötig, womit der Fragebogen finalisiert wurde.

Die finale Version des Fragebogens wurde hinsichtlich der klassischen Gütekriterien in der quantitativen Sozialforschung überprüft. Diese sind Objektivität, Reliabilität und Validität. Aufgrund der Untersuchungsmethode mittels eines anonymen Online-Fragebogens kann von einer hohen Objektivität, also Unabhängigkeit der Ergebnisse von der erhebenden Person, ausgegangen werden. Die Reliabilität beschreibt die Zuverlässigkeit des Messinstruments. Diese wurde durch eine sorgfältige Fragebogenkonstruktion unter Hinzuziehung entsprechender Literatur (s. o.), Einbezug validierter bzw. erprobter Items fachlich verwandter Fragebögen, sowie durch den Pretest sichergestellt. Ob ein Test das Merkmal, dass er vorgibt zu messen tatsächlich misst, wird durch die Validität beschrieben. Der Pretest ermöglichte, die interne Validität, vor allem Verständlichkeit und Relevanz der Fragen, zu überprüfen. Die Operationalisierung der Untersuchungsgrößen erfolgte mit Bedacht, um sicherzustellen, dass die entscheidenden Parameter zur Einschätzung gegenwärtiger Entwicklungsmöglichkeiten, Wünsche und Visionen zukünftiger Karrierechancen und deren Voraussetzungen abgebildet wurden. Damit, sowie mit dem Versuch, erschöpfende Antwortmöglichkeiten unter zu Hilfenahme von Hybridfragen und Freitextfeldern bereitzustellen, wurde der externen Validität nachgekommen. Zusammenfassend kann von einer für das Forschungsvorhaben ausreichenden Güte des Messinstruments ausgegangen werden (88, 99).

2.3.3   Ethik und Datenschutz

Das ausgewählte Studiendesign sieht eine Befragung und Erhebung von Daten realer Personen vor. Somit war die Gewährleistung des Datenschutzes und der Anonymität der Befragten ein wichtiger Aspekt. Dem wurde Sorge getragen durch die Auswahl eines Software-Tools für die Durchführung der Befragung mit hohen Datenschutzstandards, zertifizierten Datenservern und verschlüsseltem Datentransfer. Weiterhin wurde bei der Fragenkonstruktion auf Wahrung der Anonymität geachtet. So wurde beispielsweise bei den statistischen Angaben auf die Frage nach der Geschlechtszugehörigkeit verzichtet, da beim Hebammenberuf keine gleichmäßige Geschlechterverteilung zu erwartet ist, was die Anonymität gefährdet hätte. Ein Informationsschreiben zu Ziel und Umfang der Studie, sowie zu persönlichen Rechten im Rahmen der Datenverarbeitung und des Datenschutzes wurde auf der Startseite des Online-Fragebogens bereitgestellt. Um die Befragung zu beginnen, war eine aktive Einwilligung und Bestätigung der Kenntnisnahme der Datenschutzinformation erforderlich. Die Einwilligung zur Erhebung und Verarbeitung der Daten war unwiderruflich, sobald der Fragebogen abgeschickt wurde, da aufgrund der anonymisierten Form der Umfrage keine teilnehmerbezogene Löschung durchgeführt werden konnte. Darauf wurden die Teilnehmenden vor Abschicken des Fragebogens noch einmal hingewiesen. Zu keinem Zeitpunkt der Befragung war ein Rückschluss auf einzelne Teilnehmende möglich.

Aufgrund der Personenbefragung war vor Durchführung der Studie ein positives Votum der Ethikkommission erforderlich. Ein entsprechender Ethik-Antrag (einsehbar in elektronischen Zusatzmaterial, Anhang 2) mit dem finalisierten Fragebogen wurde der Ethik-Kommission an der Medizinischen Fakultät der Eberhard-Karls-Universität und am Universitätsklinikum Tübingen vorgelegt. Die Genehmigung erfolgte am 11.10.2023.

2.4 Datenerhebung

Die Datenerhebung wurde am 06. November 2023 gestartet mit dem Ziel mindestens 65 Teilnehmer*innen (optimaler Stichprobenumfang) zu rekrutieren. Der Link zum Online-Fragebogen und ein kurzes Anschreiben wurden über Messenger Apps und per E-Mail an 66 persönliche Kontakte versendet. Diese wurden zudem gebeten den Aufruf mit Link in ihren beruflichen Bekanntenkreisen weiter zu streuen (Schneeballprinzip). Auf diesem Weg konnten auch die relevanten Kohorten von Bachelor-Absolvent*innen des Studiengangs Hebammenkunde der Hochschule Fulda erreicht werden, da persönliche Kontakte zur Autorin bestehen. Weiterhin wurde der Aufruf über die Instagram-Story der Jungen und Werdenden Hebammen (JuWeHen), einer Unterorganisation des Deutschen Hebammenverbandes, und in einer Hebammen-Fachgruppe auf der Social Media-Plattform Facebook geteilt. Nachdem nach zwei Wochen keine zufriedenstellenden Rückläuferzahlen zu verzeichnen waren, wurde der Fragebogen mit einem Anschreiben per E-Mail über Kontakte der Abteilung Hebammenwissenschaft der Medizinischen Fakultät der Universität Tübingen an den Deutschen Hebammenverband (DHV) und die Deutsche Gesellschaft für Hebammenwissenschaft (DGHWi) gesendet, sowie ein weiteres Mal auf Instagram über die JuWeHen geteilt. Zusätzlich erfolgte Anfang Dezember die Rekrutierung von Teilnehmer*innen bei weiterhin geringen Rückläuferzahlen über einen Aufruf in einer zweiten Hebammenfachgruppe auf Facebook, über die Hebammenverbände der einzelnen Bundesländer auf Instagram und das Kontaktieren von Studiengangskoordinator*innen bzw. -leitungen der Hochschule für Gesundheit Bochum, der Hochschule Osnabrück und der Evangelische Hochschule Berlin, die bereits vor dem Jahr 2020 hebammenspezifische Bachelorstudiengänge angeboten haben, mit der Bitte um Weiterleitung des Fragebogens an Absolvent*innen der Studiengänge. Die Datenerhebung wurde am 06. Januar 2024 geschlossen. Zu diesem Zeitpunkt konnten 40 beendete Fragebögen verzeichnet werden, womit der optimale Stichprobenumfang von $n = 65$ nicht erreicht werden konnte. Somit ist die Repräsentativität der Studie nicht gegeben (s. auch Abschnitt 4.3).

2.5   Datenauswertung

2.5.1   Datenaufbereitung

Die Daten der beendeten Fragebögen (Rückläufer) wurden zunächst hinsicht-lich einer verständlichen, durchgängigen Kodierung der Variablen gesichtet und angepasst. Es folgte ein Export der Rohdaten von der Datenerhebungssoftware in eine Microsoft Excel-Datei. Für die Datenauswertung nicht benötigte, aber übertragene Informationen, wie die Bearbeitungsdauer oder das Teilnahmedatum einzelner Teilnehmer*innen wurden ausgeschnitten und die Daten hinsichtlich Plausibilität der Antwortmuster, Vollständigkeit und sachgerechte Behandlung fehlender oder Ausreißerwerte, sowie Zutreffen der Einschlusskriterien durch-gesehen. Die folgenden Anpassungen mussten vorgenommen werden:

Vollständigkeit
Ein Datensatz (ID30) konnte nicht in die Auswertung einbezogen werden, da die teilnehmende Person zwar alle Fragen gesehen, jedoch lediglich die ersten beiden beantwortet hatte. Da hierdurch auch keine Rückschlüsse auf das Zutreffen der Einschlusskriterien vollziehbar waren, konnten auch die ersten beiden Antworten nicht in die Auswertung einfließen. Der Datensatz wurde herausgenommen.

Einschlusskriterien
Als Einschlusskriterium für die Befragung wurde u. a. maximal fünf Jahre Berufs-erfahrung als Hebamme festgelegt (s. Abschnitt 2.2.1). Da der Fragebogen 2023 gestartet wurde, schloss das alle Hebammen mit Berufszulassung ab 2018 ein. Insgesamt 6 Teilnehmende hatten ihre Berufszulassung früher erhalten, davon vier im Jahr 2017, eine/r im Jahr 2016 und eine/r im Jahr 2013. Es wurde beschlossen, das Einschlusskriterium Berufserfahrung auf sieben Jahre auszudeh-nen, da diese Hebammen insgesamt immer noch als am Berufsstart eingestuft werden können und der Ausschluss den Gesamtdatensatz weiter verkleinert hätte. Demnach wurde allerdings ein weiterer Datensatz (der Hebamme mit Berufs-zulassung seit 2013; ID10) ausgeschlossen. Zusätzlich waren in zwei Fällen keine Angabe zum Jahr der Berufszulassung gemacht worden. Aufgrund weiterer Hintergrundinformationen, wie Alter und Art des hebammenwissenschaftlichen

Bachelorstudiums konnte aber darauf geschlossen werden, dass auf diese Teilnehmenden das Einschlusskriterium maximal sieben Jahre Berufserfahrung zutrifft.
Die Daten wurden eingeschlossen.

Geeigneter Bildungsabschluss (Frage 14)
Während der Datenaufbereitung fiel auf, dass bei Frage 14 eine Angabe im
Freitextfeld gemacht wurde, die im Verständnis der Autorin einer vorgeschlage-
nen Antwortalternative entsprach. Das Item erfragt, welchen Bildungsabschluss
die Befragten für angemessen halten, um zukünftig als Hebamme umfang-
reichere/verantwortungsvollere Aufgaben zu übernehmen. Die Freitextangabe
lautete: *„Hebammenspezifischer BA und dann entsprechende Weiter/Fortbildungen
im jeweiligen Bereich"*. Da ein hebammenspezifischer Bachelorabschluss inzwischen verpflichtend zur Berufszulassung ist und dieser der befragten Person durch
den Zusatz nicht als ausreichend erschien (Antwortalternative 1), wurde die Antwort umcodiert und der Antwortalternative 2 „Abgeschlossene Weiterbildung"
zugeführt.

Land der erworbenen Hebammenberufszulassung (Frage 23)
Im Rahmen der Statistischen Angaben wurde in Frage 23 gefragt, in welchem
Land die Befragten ihre Berufszulassung zur Hebamme und ihren Bachelorabschluss erworben hatten. Als Antwortmöglichkeiten konnte angegeben werden,
dass beides in Deutschland erworben wurde oder, falls das nicht zutrifft, ein-
zeln für beide Aspekte in einem Freitextfeld das Land eingetragen werden. Eine
teilnehmende Person nutzte die Freitextfelder und gab dort jeweils ein deut-
sches Bundesland an. Die Antwort wurde umcodiert in „Beides in Deutschland
erhoben".

Insgesamt erwiesen sich die Daten als konsistent. Der gesamte Datensatz
konnte schließlich zur Auswertung in die Statistik Software IBM SPSS Statistics
(Version 28.0.1.1 (14)) übertragen werden.

2.5.2 Datenanalyse

Das im Rahmen dieser Arbeit gewählte Forschungsdesign in Form einer Querschnittstudie ist den deskriptiven Studien zuzuordnen. Der Fokus hierbei liegt auf
der Beschreibung von Merkmalen in der gewählten Population und nicht auf der
Suche kausaler Zusammenhänge. Weiterhin kann die Studie als explorativ klas-
sifiziert werden. Explorative Studien untersuchen wenig erforschte Sachverhalte,
versuchen diese detailliert zu beschreiben, um offene Fragestellungen zu beantworten und neue Theorien oder Hypothesen zur weiteren Erforschung abzuleiten

(89). Vor diesem Hintergrund erfolgte die Datenanalyse zunächst deskriptiv und unter zu Hilfenahme bildlicher Darstellungen der Ergebnisse. Zusätzlich wurden Methoden der explorativen Datenanalyse, angepasst an den verhältnismäßig geringen Umfang des vorliegenden Datensatzes, angewandt. Die Freitextfelder des Fragebogens wurden mit Hilfe qualitativer Datenauswertungsmethoden analysiert. Nachfolgend eine differenziertere Beschreibung des Vorgehens:

Deskriptive Auswertung
In der deskriptiven Auswertung erfolgte zunächst die Darstellung der Häufigkeitsverteilung der einzelnen Ausprägungen je quantitative Variable. Die Mehrzahl der erhobenen Variablen sind nominalskaliert. Hier erfolgten Angaben zu absoluten und relativen Häufigkeiten. Zur visuellen Darstellung wurde auf Säulen- oder Balkendiagramme zurückgegriffen. Drei Variablen (V15, V17 und V22) haben ein metrisches Messniveau. Diese wurden grafisch durch Histogramme dargestellt, außerdem wurden Lagemaße bestimmt. Im Fall der Variable V15 erfolgte außerdem eine Gruppierung der Daten in vier Klassen aufgrund des Spektrums unterschiedlicher Merkmalsausprägungen. Die Variable des Frageblocks C erhebt die Berufserfahrung (in Jahren), die von den Teilnehmenden als Voraussetzung zur Übernahme höherer Tätigkeiten als adäquat angesehen wird. Auf Grundlage des Antwortspektrums wurden die Antworten in einer neuen Variable (V15gruppiert) in vier Gruppen (Gruppe 1: 0–1 Jahr, Gruppe 2: 2–3 Jahre, Gruppe 3: 4–5 Jahre und Gruppe 4: >5 Jahre) eingeteilt und in die Auswertung einbezogen. Für die Beschreibung der Teilnehmer*innencharakteristika wurde außerdem für die Variable V27 eine ergänzende Dummyvariable (V27 MasterGesamt) erstellt, die lediglich die dichotome Merkmalsausprägung Masterstudiengang ja/nein umfasst. V27 erfragt begonnene oder bereits abgeschlossene Weiterbildungsmaßnahmen der Teilnehmenden und differenziert zwischen verschiedenen Masterstudiengängen.

Daten, die durch Ratingskalen generiert wurden, sind genau genommen ordinal skaliert. Unter bestimmten Voraussetzungen, nämlich bei Ratingskalen mit visuell gleich großen Abständen und numerischen Skalen, werden die Daten oftmals wie metrische Daten behandelt, was das Spektrum möglicher Rechenoperationen erweitert. Dies wird in der Literatur kontrovers diskutiert (98). Bei verbalen Ratingskalen mit einer geraden Anzahl an Antwortoptionen, wie im Rahmen dieser Studie vorhanden (V6 und V11), ist nicht von gleich großen Abständen zwischen den Antwortoptionen auszugehen, insbesondere zwischen den beiden Mittelkategorien. Damit ist die metrische Behandlung der Daten nicht sinnvoll und Mittelwerte wären nicht eindeutig interpretierbar (89,99).

Daher werden die Ratingskalen in dieser Studie als ordinal skaliert betrachtet. Die Auswertung erfolgte ebenfalls durch die Darstellung absoluter und relativer Häufigkeiten unter Einbezug des Medians als bei ordinalskalierten Daten aussagekräftiges Lagemaß. Grafisch wurden die Ergebnisse in gestapelten Balkendiagramme zusammengefasst.

Umgang mit fehlenden Daten
Die in Kapitel 3 dargestellten Ergebnisse und die Angaben der Prozentsätze beziehen sich auf die Anzahl der gegebenen Antworten. Fehlende Daten wurden ausgeschlossen, um eine Verzerrung zu vermeiden. Die Anzahl (n) der einbezogenen Antworten wird jeweils angegeben.

Gruppenvergleiche
Mit explorativen Studien sollen vorrangig offene Forschungsfragen beantwortet und neue Hypothesen oder Theorien erarbeitet werden. Hierfür ist die detaillierte Beschreibung des Datensatzes nötig (89). Vor diesem Hintergrund und unter Einbezug der in Abschnitt 1.4 aufgestellten Fragen sowie dem Ziel dieser Arbeit erscheint es sinnvoll den Datensatz nicht nur als Ganzen deskriptiv zu analysieren, sondern auch auf Trends und Auffälligkeiten bestimmter Gruppen zu schauen. Ausgehend von der deskriptiven Gesamtanalyse bot es sich an, den Datensatz hinsichtlich drei Gruppenteilungen zu vergleichen:

- Hebammen, die in Perinatalzentren der Versorgungsstufe I und II arbeiten vs. Hebammen, die in Geburtskliniken der Versorgungsstufen III und IV arbeiten
- Hebamme, die ihren Bachelor durch ein primärqualifizierendes Studium erworben haben, vs. Hebammen, die primär eine Ausbildung gemacht und den Bachelor ausbildungsintegrierend oder nachqualifizierend erworben haben
- Hebammen mit einem Alter bis einschließlich 25 Jahre vs. Hebammen über 25 Jahre

Für die drei Variablen wurde jeweils eine kategoriale Dummyvariable mit dichotomer Merkmalsausprägung entsprechend der Gruppenteilung gebildet (V26.Gruppe, V21.Gruppe, V17.Gruppe). Daraufhin wurden Kreuztabellen mit jeweils allen quantitativen Variablen der Frageblöcke A-C unter Ausschluss der fehlenden Fälle erstellt und absolute sowie relative Häufigkeiten dargestellt. Da die Variable V15 gruppiert wurde, handelte es sich ausschließlich um kategoriale Variablen. Gleichfalls wurde jeweils ein Chi^2-Test mit einem Signifikanzniveau von 95 % und einem p-Wert von 0,05 durchgeführt, um gefundene Unterschiede bzw. Zusammenhänge gegen den Zufall abzusichern. Hierfür kann laut Döring

(2023) im Rahmen explorativer Datenanalyseverfahren auf statistische Signifikanztests zurückgegriffen werden, die dabei allerdings nicht den Status eines
Hypothesentests haben. Als sogenannte „Signifikanztests auf Probe" gelten die
gefundenen Effekte als Grundlage für die Hypothesenbildung zukünftiger Studien
(89). Die Ergebnisse sind in Abschnitt 3.5 dargestellt.

Auswertung der Freitextfelder
Die Items 5, 9, 12 und 16 waren offene Fragen mit der Möglichkeit von Freitexteingaben. Zur Auswertung dieser wurden Verfahren der qualitativen Datenauswertung herangezogen. Orientiert an Schritten der qualitativen Inhaltsanalyse
nach Kuckartz/Rädiker (2022) wurden die jeweiligen Angaben zunächst einer
Themenanalyse unterzogen (100). Entsprechende Kategorien wurden induktiv
gebildet und die Aussagen darin kategorisiert und schließlich einer Häufigkeits-
analyse unterzogen. Die Ergebnisse sind in Abschnitt 3.6 dargestellt.

Ergebnisse 3

Im Folgenden werden die Ergebnisse der Befragung dargelegt. Insgesamt konnten 38 aussagekräftige Datensätze in die Auswertung einfließen. Zunächst werden die Teilnehmer*innencharakteristika vorgestellt und die Stichprobe beschrieben. Es folgt die deskriptive Auswertung der Hauptvariablen der drei Untersuchungsgrößen *Einschätzung gegenwärtiger Entwicklungsmöglichkeiten, Visionen und Wünsche zukünftiger Entwicklungsmöglichkeiten* und *benötigte Voraussetzungen* dieser Studie. Daran schließen sich die Gruppenvergleiche im Rahmen der explorativen Analyse und die Auswertung der Freitextfelder an.

3.1 Teilnehmer*innencharakteristika

Soziodemographische Daten
Das Alter der Teilnehmenden erstreckt sich über eine Spanne von 23 bis 32 Jahren. Mit einem arithmetischen Mittelwert von 26,76 Jahren und einem Median von 26 Jahren befindet sich die Mehrheit in der Mitte ihrer 20er Jahre (s. Abbildung 3.1). Die Standardabweichung beträgt 2,4. Hinsichtlich des Beziehungsstatus gaben jeweils 26,3 % der Befragten an alleinstehend oder verheiratet zu sein, 47,4 % waren zum Zeitpunkt der Befragung in einer festen Beziehung. Weiterhin haben 13,2 % ein Kind und 5,3 % der Befragten zwei Kinder, die übrigen 81,6 % sind kinderlos. Bezüglich des Schulabschlusses gaben 84,2 % an, die Allgemeine Hochschulreife zu haben, 13,2 % besitzen die Fachhochschulreife. Eine Person hat hier keine Angabe gemacht.

© Der/die Autor(en), exklusiv lizenziert an Springer Fachmedien Wiesbaden GmbH, ein Teil von Springer Nature 2025
C. Junghahn, *Entwicklungsmöglichkeiten von akademisch ausgebildeten Klinik-Hebammen in Deutschland*, BestMasters,
https://doi.org/10.1007/978-3-658-47852-0_3

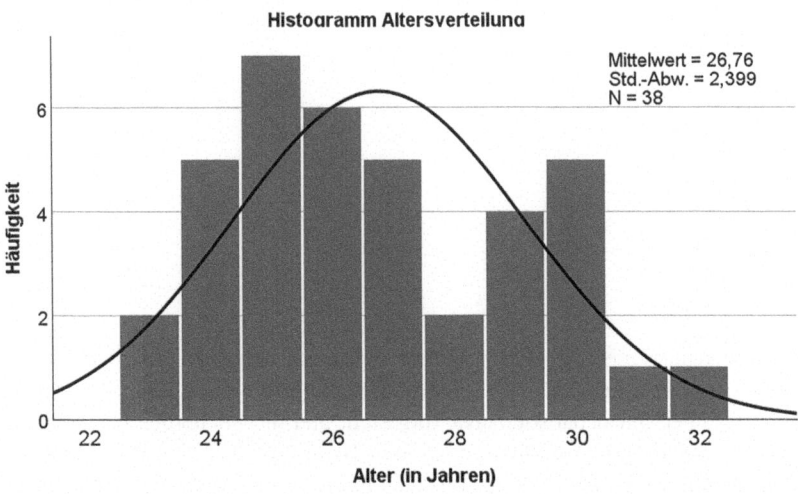

Abbildung 3.1 Histogramm Altersverteilung Stichprobe

Hebammenberufszulassung
Mit 52,6 % hat etwas mehr als die Hälfte der Teilnehmenden den hebammenwissenschaftlichen Bachelorabschluss in Form eines primärqualifizierenden
Studiums erlangt. 31,6 % haben ein ausbildungsintegrierendes Bachelorstudium
absolviert, das entspricht 12 Personen. 15,8 % haben den Bachelor nachqualifizierend, also nach Beendigung einer berufsschulischen Hebammenausbildung,
erlangt (Abbildung 3.2).
    Von den 38 in die Auswertung einbezogenen Datensätzen wurde in 35
angegeben, dass sowohl die Berufszulassung zur Hebamme als auch der Bachelorabschluss in Deutschland erworben wurde. Das entspricht 92,1 %. Eine Person
hat zwar ihre Berufszulassung in Deutschland erworben, ihren Bachelorabschluss
jedoch in Italien und eine andere Person hat beides in Österreich erworben. Eine
Person hat bei diesem Item keine Angaben gemacht.
    Gemäß den angepassten Einschlusskriterien (s. Abschnitt 2.5.1) haben die
Teilnehmenden ihre Berufszulassung als Hebamme in den Jahren 2016 bis
2023 erhalten (Abbildung 3.3). 36 von 38 Personen haben hier eine Angabe
gemacht. Median und arithmetischer Mittelwert liegen beim Jahr 2020. Die
Standardabweichung beträgt 1,9.

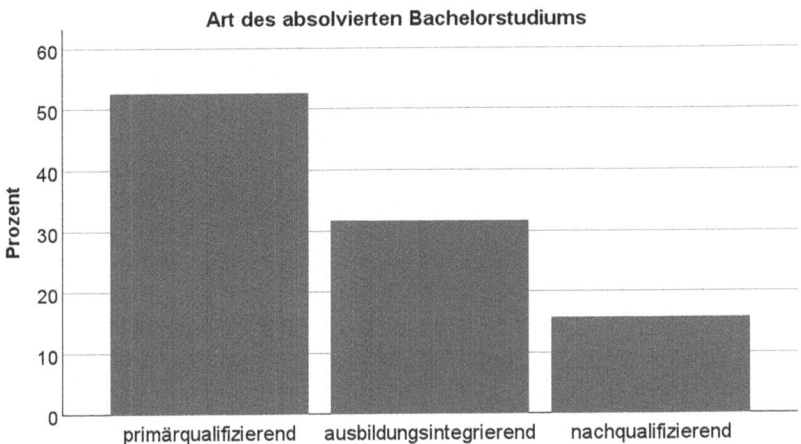

Abbildung 3.2 Verteilung Art des Bachelorstudiums

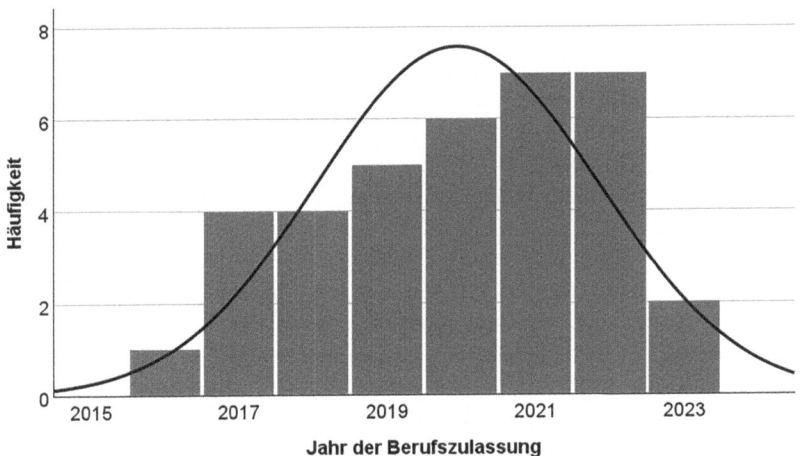

Abbildung 3.3 Histogramm Jahr der Berufszulassung

Arbeitsumfeld

Von den 38 Teilnehmer*innen arbeiten 29 in Teilzeit in einem Krankenhaus, was 76,3 % entspricht. Die anderen 9 (23,7 %) arbeiten in einer Vollzeitanstellung im Krankenhaus. Zusätzlich zur Tätigkeit im Krankenhaus sind 34,2 % der Befragten auch im Bereich der freiberuflichen Hebammenarbeit tätig. Drei Personen gaben an, neben der Krankenhausanstellung einer Tätigkeit in der Lehre nachzugehen (7,9 %) und eine Person (2,6 %) geht zusätzlich einer forschenden Tätigkeit nach.

Innerhalb des Krankenhauses arbeiten mit 36 Personen nahezu alle Befragten im Kreißsaal (94,7 %), davon 16 Personen ausschließlich im Kreißsaal und 20 Personen auch in anderen geburtshilflichen Bereichen. Zwei Befragte arbeiten ausschließlich auf der Schwangerenstation und sechs der 20 Hebammen, die in mehreren Bereichen tätig sind, haben dort neben ihrer Kreißsaaltätigkeit einen Arbeitsort, womit 21,1 % der Befragten auch oder ausschließlich auf Schwangerenstationen arbeiten. 31,6 % der Befragten sind auch in der Schwangerenambulanz tätig, 47,4 % arbeiten in Hebammen- bzw. Geburtsanmeldesprechstunden und 21,1 % auch auf der Wochenbettstation. Insgesamt sind 18 Teilnehmende an nur einem Einsatzort tätig (47,4 %) und 20 Befragte arbeiten in mehreren Bereichen. Auf der gynäkologischen oder neonatologischen Station arbeitet keine/r der Befragten.

Jeweils 15 Teilnehmer*innen arbeiten entweder in einem Perinatalzentrum der höchsten Versorgungsstufe (Level I) oder in einer Geburtsklinik ohne angeschlossene Kinderklinik (Level IV), das entspricht 39,5 %. In klinischen Geburtshilfen der Level II und III arbeiten je 4 Hebammen, was einem jeweiligen Prozentsatz von 10,5 % entspricht. Abbildung 3.4 zeigt die Verteilung im Säulendiagramm.

Weiterbildung

Etwa ein Drittel der Befragten (31,6 %) gaben an, bislang keine Weiterbildung oder ein weiterführendes Studium aufgenommen zu haben. Die übrigen 68,4 % (26 Teilnehmende) haben bereits eine oder mehrere weiterbildende Maßnahmen aufgenommen. Die Weiterbildung zur Praxisanleiter*in haben mit 52,6 % etwas mehr als die Hälfte der Teilnehmenden besucht. Vier Befragte (10,5 %) haben eine Weiterbildung zur Still- und Laktationsberater*in absolviert bzw. befinden sich in dieser. Eine Aufnahme der Weiterbildung zur Führungskraft wurde durch niemanden angegeben. Ein hebammenwissenschaftliches Masterstudium aufgenommen oder abgeschlossen hatten 15,8 % der Befragten und ein gesundheitswissenschaftliches Masterstudium 18,4 % der Befragten. Ein/e Teilnehmer*in gab an, neben einem gesundheitswissenschaftlichen auch ein pädagogisches/ didaktisches Masterstudium aufgenommen zu haben. Zusammengefasst haben somit

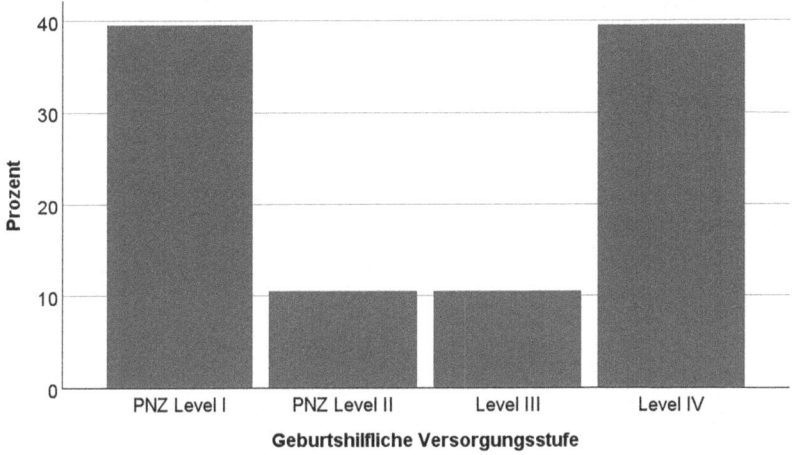

Abbildung 3.4 Verteilung Versorgungsstufe Arbeitgeberkliniken

34,2 % der Teilnehmer*innen ein Masterstudium aufgenommen, was 13 Personen entspricht. Von allen 13 Personen, die ein Masterstudium aufgenommen haben, hatten 76,9 % (10 Personen) auch bereits eine Praxisanleiter-Weiterbildung aufgenommen oder absolviert. Zwei Personen hatten das Freitextfeld für sonstige Angaben genutzt und die Aufnahme einer Akupunktur-Ausbildung als Weiterbildungsmaßnahme angegeben.

3.2   Deskriptive Auswertung Frageblock A

Der erste Themenblock des Fragebogens beschäftigte sich mit der Untersuchungsgröße *Einschätzung gegenwärtiger Entwicklungsmöglichkeiten*. Er umfasst die Fragen 3 bis 6. Die Ergebnisse werden im Folgenden dargestellt. Da Frage 5 eine Freitextfrage ist, erfolgt die Auswertung gesondert in Abschnitt 3.6.

3.2.1 Frage 3 und 4: Einstieg

Die erste Frage des Abschnitts erhob zum Einstieg, ob sich die Befragten in der Vergangenheit bereits über Entwicklungsmöglichkeiten im Klinikkontext Gedanken gemacht hatten. Die drei Antwortalternativen „Ja, häufig (häufiger als ein Mal pro Halbjahr)", „Ja, selten (seltener als ein Mal pro Halbjahr)" und „Nein" wurden angeboten. 31 Teilnehmer*innen hinterließen eine Angabe. 83,9 % der Teilnehmenden gab an, sich bereits häufig Gedanken über ihre Möglichkeiten gemacht zu haben und 12,9 % hatten selten darüber nachgedacht. Eine Befragte (3,2 %) gab an, sich noch keine Gedanken gemacht zu haben (Abbildung 3.5).

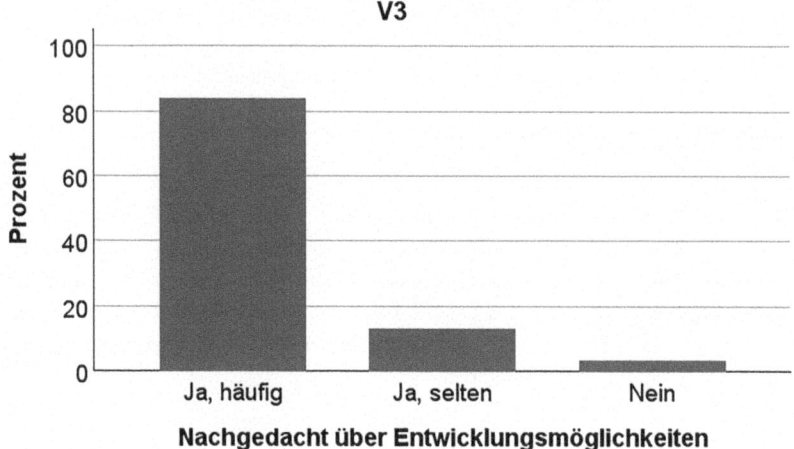

Abbildung 3.5 Säulendiagramm Nachgedacht über Entwicklungsmöglichkeiten

Daran schloss sich Frage 4: „Welche Motive stehen hinter Ihrem Wunsch zur beruflichen Weiterentwicklung?" an. Hier waren Mehrfachnennungen möglich und die einzelnen Antwortvorgaben waren mit Beispielen versehen. Da diese Frage in logischer Schlussfolgerung nur jenen erschien, die die vorherige Frage nicht mit „Nein" beantwortet hatten, war hier von einer Person keine Antwort zu erwarten. Zwei weitere Teilenehmer*innen machten ebenfalls keine Angaben. Das Freitextfeld für eine individuelle Antwort wurde nicht genutzt. Somit gaben 35 Personen insgesamt 95 Antworten. Demnach sahen nahezu alle Befragten ihre Motive für den Wunsch nach einer beruflichen Weiterentwicklung in mehr als einem Aspekt. In dem Aspekt „persönliches Interesse, Wissen, Kompetenzen und Tätigkeitsspektrum zu erweitern" sahen 78,9 % ein Motiv für ihren Wunsch nach beruflicher Entwicklung. 68,4 % sahen ein Motiv in den gegenwärtigen Arbeitsbedingungen und mit 65,8 % nahezu genauso viele in der gegenwärtigen Arbeitsbelastung. In der aktiven Weiterentwicklung des Hebammenberufs und der Versorgung durch Hebammen sahen 36,8 % der teilnehmenden Hebammen ein Motiv für sich (Abbildung 3.6).

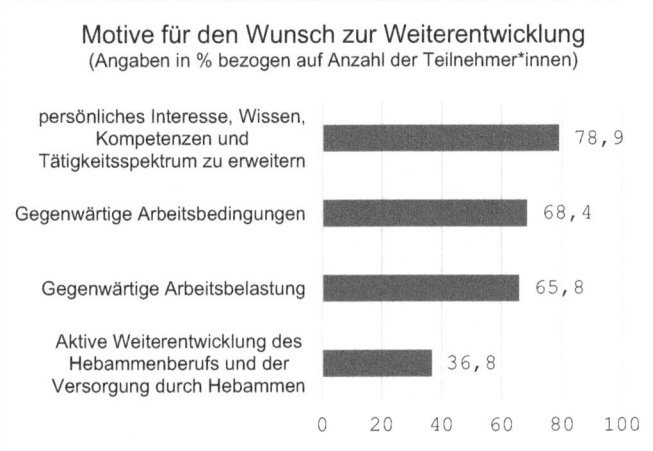

Abbildung 3.6 Balkendiagramm Motive für den Weiterentwicklungswunsch

3.2.2 Frage 6: Einschätzung gegenwärtiger Entwicklungsmöglichkeiten

Die Einschätzung gegenwärtiger Entwicklungsmöglichkeiten wurde vor allem durch die Matrix in Frage sechs operationalisiert. Die Matrix umfasst sieben Aussagen, zu denen die Teilnehmer*innen den Grad ihrer Zustimmung mittels einer sechsstufigen verbalen, bipolaren Ratingskala (stimme voll und ganz zu (Kategorie 6) – stimme überhaupt nicht zu (Kategorie 1)) angeben konnten. Abbildung 3.7 stellt die Ergebnisse anschaulich in gestapelten Balkendiagrammen dar. Die Prozentwerte beziehen sich auf die Anzahl der gegebenen Antworten.

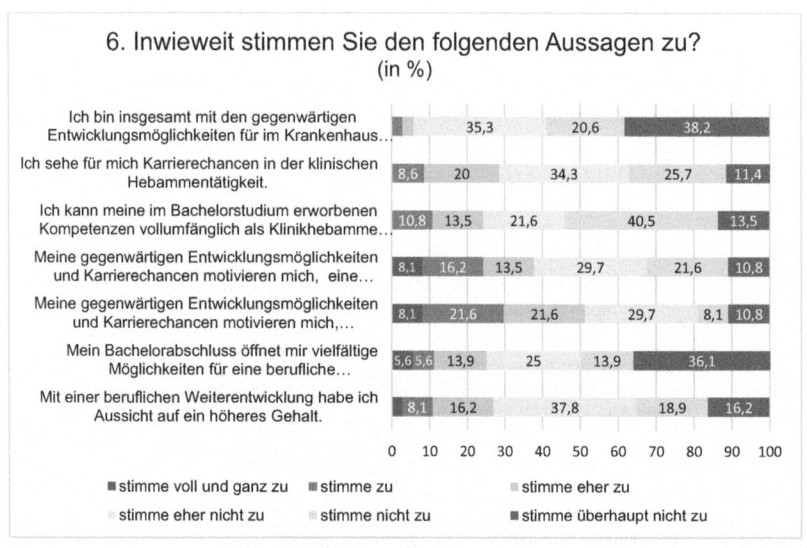

6. Inwieweit stimmen Sie den folgenden Aussagen zu?
(in %)

Ich bin insgesamt mit den gegenwärtigen
Entwicklungsmöglichkeiten für im Krankenhaus...

Ich sehe für mich Karrierechancen in der klinischen
Hebammentätigkeit.

Ich kann meine im Bachelorstudium erworbenen
Kompetenzen vollumfänglich als Klinikhebamme...

Meine gegenwärtigen Entwicklungsmöglichkeiten
und Karrierechancen motivieren mich, eine...

Meine gegenwärtigen Entwicklungsmöglichkeiten
und Karrierechancen motivieren mich,...

Mein Bachelorabschluss öffnet mir vielfältige
Möglichkeiten für eine berufliche...

Mit einer beruflichen Weiterentwicklung habe ich
Aussicht auf ein höheres Gehalt.

■ stimme voll und ganz zu   ■ stimme zu   ■ stimme eher zu
  stimme eher nicht zu   stimme nicht zu   ■ stimme überhaupt nicht zu

Abbildung 3.7 Gestapelte Balkendiagramme Einschätzung gegenwärtiger Karrierechancen

Die erste Aussage lautete: „Ich bin insgesamt mit den gegenwärtigen Entwicklungsmöglichkeiten für im Krankenhaus angestellte Hebamme zufrieden." Sie wurde von 34 Teilnehmenden beantwortet. Mit einem Median von 2 fand die Aussage insgesamt keine Zustimmung. Die Antworten verteilten sich wie folgt: 38,2 % (n = 13) stimmten überhaupt nicht zu, 20,6 % (n = 7) stimmten nicht zu und 35,3 % (n = 12) stimmten eher nicht zu, womit die negative Zustimmung insgesamt bei 94,1 % liegt. Je eine Person (2,9 %) stimmte der Aussage eher zu bzw. zu.

Aussage zwei „Ich sehe *für mich* Karrierechancen in der klinischen Hebammentätigkeit." wurde von 35 Befragten beantwortet. 11,4 % (n = 4) stimmten der Aussage überhaupt nicht zu, 25,7 % (n = 9) stimmten nicht zu und 34,3 % (n = 12) stimmten eher nicht zu. Bei 20 % (n = 7) fand die Aussage eher Zustimmung und 8,6 % (n = 3) stimmten zu. Entsprechend liegt der Median bei 3, der mittleren nicht zustimmenden Kategorie.

Die dritte Aussage war „Ich kann meine im Bachelorstudium erworbenen Kompetenzen vollumfänglich als Klinikhebamme einsetzen." Mit 54 % (n = 20) stimmte über die Hälfte der Befragten dieser Aussage überhaupt nicht (13,5 %, n = 5) oder nicht zu (40,5 %, n = 15). Weitere acht Personen (21,6 %)

stimmten der Aussage eher nicht zu, während fünf Personen (13,5 %) eher und vier Personen (10,8 %) zustimmten, ihre im Bachelorstudium erworbenen Kompetenzen vollumfänglich einsetzen zu können. Zu dieser Aussage machten 37 Teilnehmer*innen eine Angabe. Der Median liegt hier bei 2 (stimme nicht zu).

Die nächsten beiden Aussagen erbaten den Grad der Zustimmung dazu, ob die gegenwärtig vorhandenen Entwicklungsmöglichkeiten und Karrierechancen zur Aufnahme einer Weiterbildung oder eines weiterführenden Studiums motivieren (Aussage 4) bzw. dazu motivieren verantwortungsvollere und/oder umfangreichere Aufgaben wahrzunehmen (Aussage 5). Mit einem Median von 3 liegt der Grad der Zustimmung von Aussage 4 zusammengefasst im eher nicht zustimmenden Bereich. 37 Personen haben die Aussage bewertet. 10,8 % (n = 4) stimmten überhaupt nicht zu, 21,6 % (n = 8) stimmten nicht zu und 29,7 % (n = 11) stimmten eher nicht zu. Im zustimmenden Bereich stimmten 13,5 % (n = 5) eher zu, 16,2 % (n = 6) stimmten zu und 8,1 % (n = 3) stimmten voll und ganz zu. Damit wurden zusammengefasst 62,1 % der Befragten durch gegenwärtig vorhandene Entwicklungsmöglichkeiten eher nicht zur Aufnahme weiterbildender Maßnahmen motiviert, während 37,8 % dadurch motiviert wurden.

Zur Übernahme verantwortungsvollerer/umfangreicherer Aufgaben werden 48,6 % (eher) nicht motiviert (10,8 % (n = 4) überhaupt nicht, 8,1 % (n = 3) nicht und 29,7 % (n = 11) eher nicht). Hingegen stimmten je 21,6 % (n = 8) der Aussage eher zu oder zu und 8,1 % (n = 3) stimmten der Aussage voll und ganz zu. 37 Befragte machten eine Angabe. Zusammengefasst werden also knapp über 50 % der befragten Hebammen durch gegenwärtig vorhandene Entwicklungsmöglichkeiten dazu motiviert, verantwortungsvollere/ umfangreichere Aufgaben wahrzunehmen (Aussage 5). Auch der Median von 4 (stimme eher zu) unterstreicht eine leicht zustimmende Tendenz.

Zur sechsten Aussage „Mein Bachelorabschluss öffnet mir vielfältige Möglichkeiten für eine berufliche Weiterentwicklung im Krankenhaus." machten 36 Befragte eine Angabe. Mit 36,1 % (n = 13) stimmten über ein Drittel der Befragten dieser Aussage überhaupt nicht zu. 13,9 % (n = 5) konnten nicht zustimmen und mit 25 % (n = 9) ein weiteres Viertel eher nicht, sodass insgesamt 75 % der Teilnehmer*innen hier eine negative Zustimmung angegeben haben. 13,9 % (n = 5) haben der Aussage eher zugestimmt und je 2 Befragte (5,6 %) stimmten der Aussage zu bzw. voll und ganz zu. Der Median liegt hier bei 2,5 (zwischen der zweiten und dritten Kategorie im nicht zustimmenden Bereich).

Die letzte Aussage dieser Matrix lautete „Mit einer beruflichen Weiterentwicklung habe ich Aussicht auf ein höheres Gehalt." 37 Personen machten eine Angabe und der Median dieser Aussage liegt bei 3 (stimme eher nicht zu). Insgesamt machten 27 Befragte eine Angabe im nicht zustimmenden Bereich, was 73 % entspricht. Davon stimmten 16,2 % (n = 6) überhaupt nicht zu, 18.9 % (n = 7) nicht zu und 37,8 % (n = 14) eher nicht zu. Sechs Hebammen (16,2 %) hingegen stimmten der Aussage Aussicht auf ein höheres Gehalt in Folge beruflicher Weiterentwicklung zu haben eher zu, drei stimmten zu (8,1 %) und eine Person stimmte voll und ganz zu (2,7 %).

3.3 Deskriptive Auswertung Frageblock B

Frageblock B behandelt die Untersuchungsgröße *Visionen und Wünsche zukünftiger Entwicklungsmöglichkeiten*. Gemeint waren Wünsche und Visionen für die berufliche Zukunft der folgenden 10 Jahre im Rahmen einer Anstellung als Klinikhebamme. Der Block umfasst die Fragen 7–12, die Auswertung der Freitext-Fragen 9 und 12 erfolgt in Abschnitt 3.6.

3.3.1 Frage 7 und 8: Interesse an zukünftiger beruflicher Weiterentwicklung und Wunschbereiche

Zum Einstieg in diesen Themenblock erfragte Item 7, ob die Befragten innerhalb des oben genannten Zeitraums der nächsten 10 Jahre verantwortungsvollere und/oder umfangreichere Aufgaben übernehmen möchten. Die Antwortalternativen umfassten Ja und Eher Ja, sowie Eher Nein und Nein. Die Frage wurde von allen Teilnehmer*innen beantwortet. 44,7 % antworteten mit „Ja" und 36,8 % mit „Eher Ja". 18,4 % möchten in den kommenden 10 Jahren eher keine verantwortungsvolleren/umfangreicheren Aufgaben übernehmen. Die Antwortalternative „Nein" wurde durch niemanden ausgewählt. Der Median liegt bei 3 (eher Ja). Somit ist eine berufliche Weiterentwicklung im Klinikkontext in den kommenden 10 Jahren für 81,5 % (n = 31) der Befragten von Interesse (Abbildung 3.8).

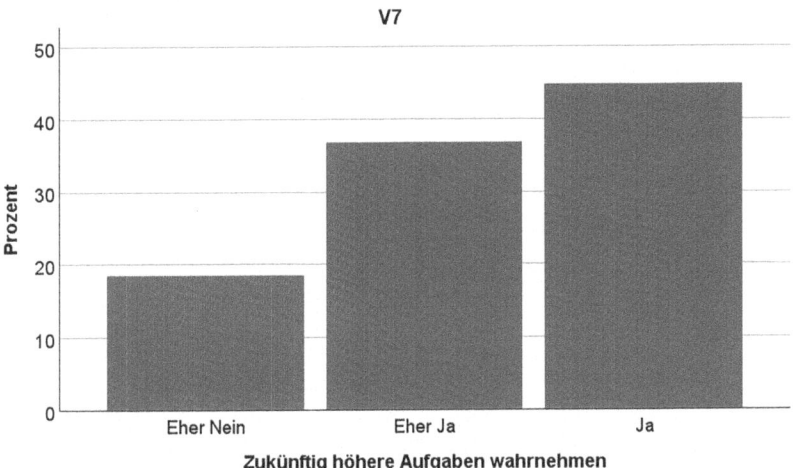

Abbildung 3.8 Interesse berufliche Weiterentwicklung

In welchen Bereichen sich Entwicklungsmöglichkeiten und Karrierechancen gewünscht werden, behandelte Frage acht. Die vier aus der Literatur stammenden Entwicklungspfade (s. Abschnitt 1.2.3) Klinische Praxis, Ausbildung, Management und Forschung wurden in Form von Tätigkeiten aufgezählt. Mehrfachnennungen durch die Teilnehmenden waren möglich. Alle Hebammen haben hier Angaben gemacht, davon zwei Hebammen (5,2 %) eine Nennung und je 12 Hebammen (31,6 %) zwei, drei bzw. vier Nennungen. Wie Abbildung 3.9 zeigt, wünschen sich insgesamt 89,5 % der Befragten Entwicklungsmöglichkeiten im Bereich der Klinischen Praxis (fachlich spezialisieren/ Hebammenkompetenzen erweitern/ mit komplexen Fällen umgehen/ Gesundheit fördern und verbessern) und 81,6 % im Ausbildungsbereich (Ausbilden/ Weiterbilden/ Coachen/ Trainieren). Den Managementbereich (Managen/ Organisieren/ Koordinieren/ Leiten/ Führen) haben 55,3 % als Feld für gewünschte Entwicklungsmöglichkeiten angegeben und den Forschungsbereich (Forschen/ Forschungsergebnisse implementieren und evaluieren/ Forschungsbedarfe identifizieren) 63,2 % der Befragungsteilnehmer*innen. Ein/e Teilnehmer*in hat von der Sonstiges-Option Gebrauch gemacht und sich Entwicklungsmöglichkeiten in der „*Kommunikation*

nach außen" gewünscht, was tatsächlich nicht im Fragebogen klar in einem
Bereich benannt war, aber am ehesten zum Managementbereich zuordnungsbar
wäre. Die Person nannte für sich ohnehin alle Bereiche als Wunschbereiche für
Entwicklungsmöglichkeiten, weshalb keine weitere Aktion mit der Angabe als
nötig angesehen wurde.

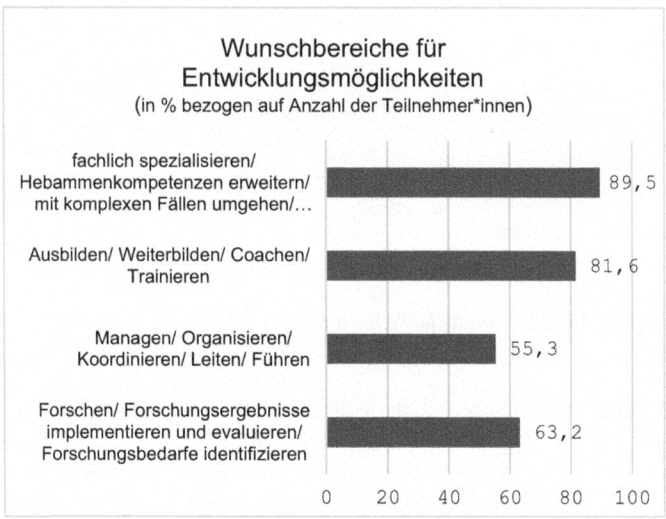

Abbildung 3.9 Wunschbereiche Entwicklungsmöglichkeiten

3.3.2 Frage 10: Ziele beruflicher Entwicklung

Frage 10 beschäftigte sich mit den Zielen, die die Befragten in Folge beruflicher Weiterentwicklung verfolgen. Sechs Antwortmöglichkeiten mit Beispielen
wurden angeboten, zudem ein Freitextfeld. Mehrfachnennungen waren hier möglich. Alle Teilnehmer*innen haben bei dieser Frage mindestens eine Eingabe
gemacht. Mit Abstand die meisten befragten Hebammen verfolgen das Ziel mit

einer beruflichen Weiterentwicklung die geburtshilfliche Versorgung zu verbessern. 92,1 % haben dies angegeben. 34,2 % möchten den Versorgungspfad der Schwangeren, Gebärenden und Wöchnerinnen verbessern und 63,2 % wünschen sich mit einer beruflichen Weiterentwicklung eine bessere Klient*innensicherheit erzielen zu können. 65,8 % verfolgen das Ziel ihr Engagement in der praxisbezogenen Aus-, Fort- und Weiterbildung für Hebammen, werdende Hebammen und in der Elternbildung auszubauen. In Folge beruflicher Entwicklung im Management und Führungsfeld Tätigkeiten zu verfolgen, haben 36,8 % der Befragten zum Ziel und 50 % sehen das Feld des wissenschaftlichen Arbeitens in Folge beruflicher Entwicklung als Klinikhebamme für sich als Ziel (vgl. auch Abbildung 3.10). Insgesamt haben 38 Teilnehmer*innen 131 Antworten gegeben, d. h. im Durchschnitt wurden 3,4 Antwortmöglichkeiten ausgewählt. Eine Person hat das Freitextfeld genutzt und als Ziel Aspekte hinzugefügt, die die darauffolgende Frage 11 behandelt, weswegen keine weitere Aktion im Zusammenhang mit der Freitexteingabe erfolgte.

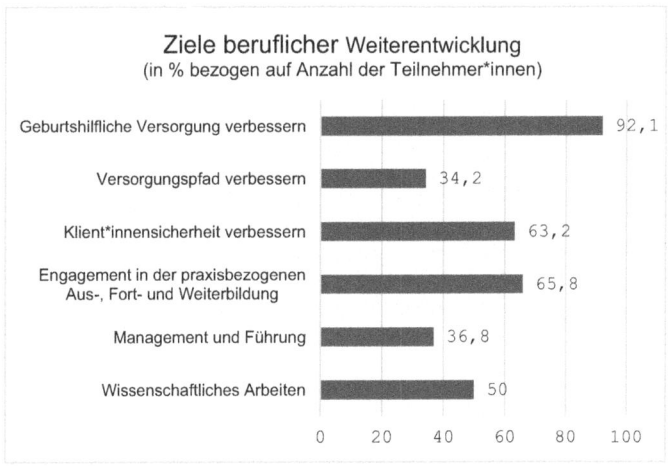

Abbildung 3.10 Ziele im Zuge beruflicher Weiterentwicklung

3.3.3 Frage 11: Einschätzung professions- und organisationsbezogener Aspekte im Zuge zukünftiger beruflicher Entwicklung

Item 11 erhob in Form einer Matrix mit einer verbalen, unipolaren Ratingskala die Wichtigkeit (sehr wichtig (Kategorie 6) – überhaupt nicht wichtig (Kategorie 1)) sechs professions- und organisationsbezogener Aspekte im Zuge beruflicher Weiterentwicklung. Das gestapelte Balkendiagramm in Abbildung 3.11 zeigt anschaulich die Ergebnisse. Die Prozentwerte beziehen sich auf die Anzahl der gegebenen Antworten.

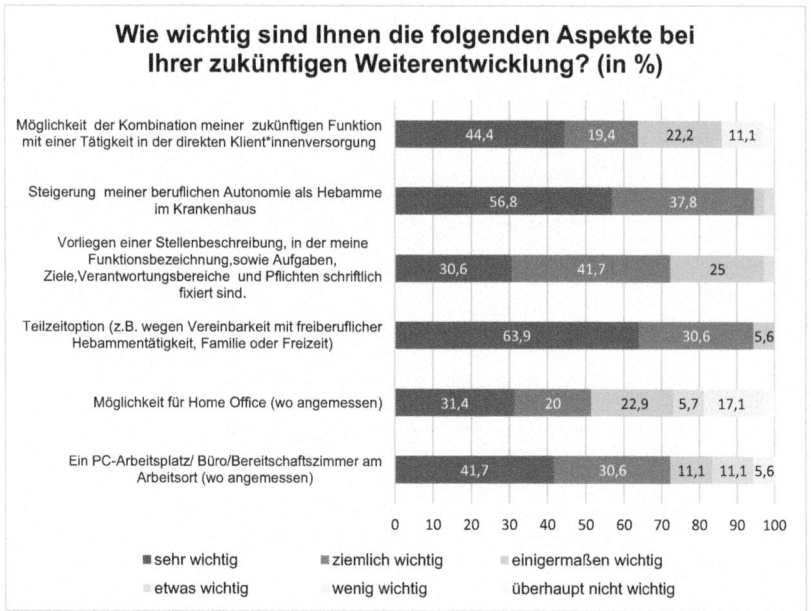

Abbildung 3.11 Gestapeltes Balkendiagramm Einschätzung professions- und organisationsbezogener Aspekte im Zuge zukünftiger beruflicher Weiterentwicklung

Zunächst wurde die Einschätzung der Teilnehmenden hinsichtlich der Kombination zukünftiger Funktionen mit einer Tätigkeit in der direkten Klient*innenversorgung erhoben. 36 Befragte haben eine Antwort ausgewählt, mit einem Median von 5 wird die Aussage insgesamt als ziemlich wichtig eingestuft.

44,4 % der Befragten (n = 16) halten es für sehr wichtig, dass diese Möglichkeit besteht. 19,4 % (n = 7) halten es für ziemlich wichtig und 22,2 % (n = 8) für einigermaßen wichtig. Vier Personen (10,5 %) haben angegeben, dass ihnen dieser Aspekt wenig wichtig ist und einer Person ist er überhaupt nicht wichtig. Der zweite Punkt behandelt die Einschätzung der Steigerung der beruflichen Autonomie als Hebamme im Zuge zukünftiger Weiterentwicklung. Mit einem Median von 6 wird der Aspekt insgesamt als sehr wichtig eingeschätzt. 37 Personen machten eine Angabe, davon war mit 56,8 % für über die Hälfte der Befragten (n = 21) dieser Punkt sehr wichtig und 37,8 % (n = 14) war er ziemlich wichtig, was bedeutet, 94,6 % der Antworten liegen in den beiden höchsten Kategorien. Je 2,7 % (n = 1) bewerteten die Aussage als einigermaßen und etwas wichtig. Die niedrigeren Antwortalternativen wurden nicht genannt.

Im dritten Aspekt ging es um die Wichtigkeit des Vorliegens einer Stellenbeschreibung für die zukünftige Funktion, die Aufgaben, Verantwortungsbereiche und Pflichten regelt. 36 Personen haben eine Aussage hierzu gemacht. 30,6 % der Befragten (n = 11) war dieser Aspekt sehr wichtig und 41,7 % (n = 15) ziemlich wichtig. 25 % der Hebammen (n = 9) gaben an, dass dieser Aspekt ihnen einigermaßen wichtig ist und einer Person (2,8 %) ist er etwas wichtig. Wie bei Aussage 1 liegt der Median hier bei 5 (ziemlich wichtig).

Der vierte Punkt der Matrix hat die Wichtigkeit für eine Teilzeitoption der zukünftigen Funktion im Zusammenhang mit beruflicher Weiterentwicklung erhoben, um beispielsweise einer freiberuflichen Nebentätigkeit nachgehen zu können oder ausreichend Zeit für Familie oder Freizeit zu haben. Auch hier konnten 36 Angaben verzeichnet werden. Mit einem Median von 6 liegt insgesamt die Einschätzung der Wichtigkeit des Aspekts in der höchsten Kategorie. 63,9 % der Teilnehmenden (n = 23) ist die Teilzeitoption sehr wichtig und 30,6 % (n = 11) ziemlich wichtig. 5,6 % bewerten sie mit einigermaßen wichtig. Niedrigere Stufen der unipolaren Ratingskala wurden nicht angegeben. Zusammengefasst ist also für 94,5 % der Befragten die Teilzeitoption sehr oder ziemlich wichtig.

Der vorletzte Aspekt betrifft die Möglichkeit für eine Home Office-Option, sofern dies bei der zukünftigen Tätigkeit angemessen ist. Hier wurden von 35 Teilnehmenden Aussagen gemacht. Diese Option ist für 31,4 % (n = 11) der befragten Hebammen sehr wichtig, für 20 % (n = 7) ziemlich wichtig und für 22,9 % (n = 8) einigermaßen wichtig. Zwei Hebammen (5,7 %) gaben an, dass ihnen die Home Office-Option etwas wichtig ist. Für 17,1 % (n = 6) ist sie wenig wichtig und eine Hebamme findet sie überhaupt nicht wichtig (2,9 %). Der Median für dieses Ergebnis liegt bei 5 (ziemlich wichtig).

Zuletzt wurde noch nach der Relevanz arbeitsorganisatorischer Ausstattung, wie das Vorhandensein eines PC-Arbeitsplatzes, Büros oder Bereitschaftszimmers (je nach Angemessenheit) für möglich zukünftige Funktionen gefragt. 36 Aussagen wurden gemacht, der Median liegt bei 5 und damit in der Kategorie „Ziemlich wichtig". Die Antworten verteilen sich wie folgt: 41,7 % (n = 15) war der Aspekt sehr wichtig und 30,6 % (n = 11) ziemlich wichtig. Je vier Personen (11,1 %) gaben an, es sei ihnen einigermaßen bzw. etwas wichtig und zwei Personen war es wenig wichtig (5,6 %).

3.4   Deskriptive Auswertung Frageblock C

Der dritte und letzte thematische Abschnitt des Fragebogens befasste sich mit den *Voraussetzungen*, die von den befragten Hebammen als *angemessen* angesehen werden, um eine berufliche Weiterentwicklung mit der Übernahme verantwortungsvollerer und/oder umfangreicherer Aufgaben zu realisieren. Der Abschnitt umfasst die Fragen 13–16, wobei die Auswertung der Freitextfrage 16 wiederum in Abschnitt 3.6 erfolgt.

3.4.1   Frage 13: Ausschlaggebender Aspekt für die tarifliche Eingruppierung

Hierzu wurde zunächst um die Einschätzung zum ausschlaggebenden Aspekt für die zukünftig angemessene tarifliche Eingruppierung gebeten. Die Antwortmöglichkeiten umfassten die ausgeübte Funktion, den Bildungsabschluss oder die Berufserfahrung als ausschlaggebend einzustufen. Wie Abbildung 3.12 zeigt, fanden 39,5 % der Teilnehmer*innen, dass der Bildungsabschluss ausschlaggebend für die tarifliche Eingruppierung sein sollte. Nahezu genauso viele Personen, nämlich 36,8 %, befanden, dass die Funktion, die ausgeübt wird, ausschlaggebend sein sollte. Keine/r wählte das Feld Berufserfahrung als ausschlaggebenden Aspekt aus, jedoch neun das Feld für eine eigene Eingabe. Von diesen Personen sehen acht Hebammen alle drei aufgeführten Aspekte als gleichermaßen ausschlaggebend an, was 21,1 % von allen Teilnehmer*innen entspricht. Eine Person sah die Kombination aus dem Bildungsabschluss und der Berufserfahrung als ausschlaggebend für eine angemessene tarifliche Eingruppierung an.

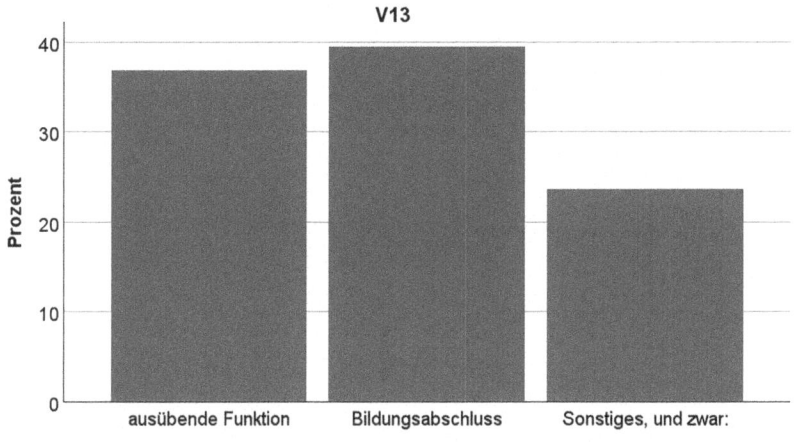

Abbildung 3.12 Säulendiagramm ausschlaggebender Aspekt für tarifliche Eingruppierung

3.4.2 Frage 14: Geeigneter Bildungsabschluss

Frage 14 erhebt die Meinung der befragten Hebammen zum am besten geeigneten Bildungsabschluss im Hinblick auf die Übernahme höherer Positionen. 42,1 % halten den hebammenwissenschaftlichen Bachelorabschluss für ausreichend geeignet, 21,1 % einen hebammenwissenschaftlichen Masterabschluss. Ebenfalls 21,1 % sehen in einer abgeschlossenen Fachweiterbildung einen geeigneten Bildungsabschluss für die Übernahme umfangreicherer bzw. verantwortungsvollerer Tätigkeiten. Vier Personen wählten die Antwortalternative *Abgeschlossener akademische Zertifikatskurs/Bestehen ausgewählter Hochschulmodule* aus, was 10,5 % entspricht. Zwei Personen wählten die Sonstiges-Option und machten eine eigene Eingabe (Abbildung 3.13). Sie merkten beide an, es sei abhängig von den zukünftigen Aufgaben. Eine Person differenzierte dabei wie folgt „*[...] Für grundlegende Hebammentätigkeiten Bachelor/altes Staatsexamen. Für Spezialisierungen [sic] etc. Master*".

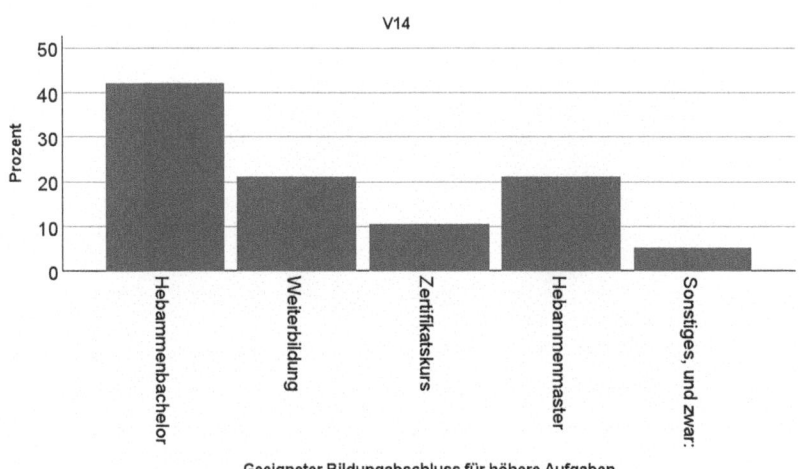

Abbildung 3.13 Geeigneter Bildungsabschluss für höhere Aufgaben

3.4.3   Frage 15: Voraussetzung von Berufserfahrung

In der vorletzten Frage 15 konnten die Teilnehmer*innen angeben, wie viele Jahre Berufserfahrung sie zur Voraussetzung machen würden, ehe eine Hebamme verantwortungsvollere oder umfangreichere Aufgaben übernimmt. 32 der 38 Befragten haben hier Angaben von 0 bis 10 Jahren gemacht. Es zeigt sich eine annähernde Normalverteilung der Antworten mit 3 Jahren als Median und Mittelwert. Von den 32 Teilnehmer*innen sprechen sich 37,5 % (12 Antworten) für zwei Jahre Berufserfahrung aus und 21,9 % für drei Jahre Berufserfahrung. Mit 25 % ähnlich viele Befragte sehen fünf Jahre Berufserfahrung als angemessene Voraussetzung an. Eine Person (3,1 %) hält 10 Jahre Berufserfahrung für angemessen, ehe höhere Aufgaben übernommen werden sollten und für zwei Personen (6,3 %) ist keine Berufserfahrung als Hebamme nötig. Einzelne Personen haben je ein Jahr und vier Jahre als Voraussetzung angegeben. Für die Auswertung wurden die Angaben gruppiert. Es wurden die Gruppen 0–1 Jahre Berufserfahrung, 2–3 Jahre, 4–5 Jahre und >5 Jahre gebildet. Wie in Abbildung 3.14 zu sehen ist, sind knapp 60 % der Antworten der Gruppe 2–3 Jahre zuzuordnen. 28,1 % sprechen sich für 4–5 Jahre Berufserfahrung aus und weniger als 10 % jeweils für 0–1 Jahre und mehr als fünf Jahre.

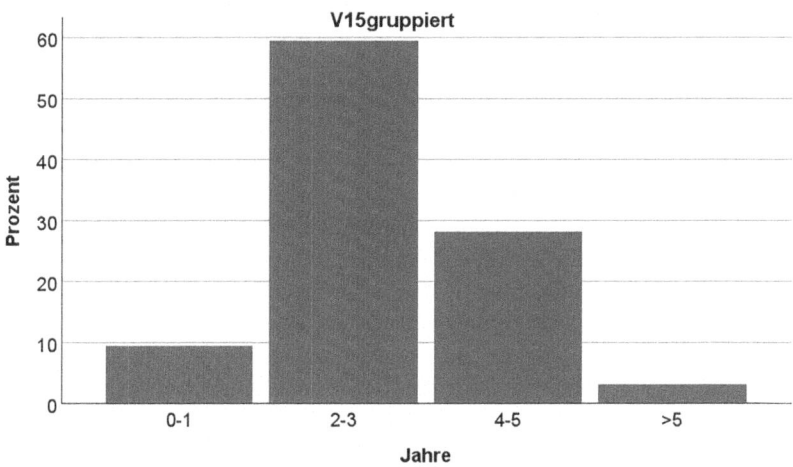

Abbildung 3.14 Voraussetzung Berufserfahrung

3.5 Gruppenvergleiche

Auf Grundlage der deskriptiven Datenauswertung konnten drei Variablen ausgemacht werden, auf deren Grundlage je zwei ähnlich große Gruppen gebildet
und die Daten entsprechend gegenübergestellt wurden, um weitere Erkenntnisse
zum Forschungsgegenstand Entwicklungsmöglichkeiten im Krankenhaus ange-
stellter Hebammen zu gewinnen und die Fragestellungen zu beantworten (s.
Abschnitt 2.5.2). Verglichen wurden die Antwortmuster der Gruppen:

- Hebammen, die in Perinatalzentren der Versorgungsstufen I und II arbeiten vs.
  Hebammen, die in Geburtskliniken der Versorgungsstufen III und IV arbeiten
- Hebamme, die ihren Bachelor durch ein primärqualifizierendes Studium
  erworben haben, vs. Hebammen, die primär eine Ausbildung gemacht und
  den Bachelor ausbildungsintegrierend oder nachqualifizierend erworben haben
- Hebammen mit einem Alter bis einschließlich 25 Jahre vs. Hebammen über
  25 Jahre

3.5.1 Gruppenvergleich 1: Versorgungsstufe der Arbeitgeber-Klinik

Die Antwortmuster der hier gebildeten Gruppen sind sich insgesamt sehr ähnlich. Bei den Aussagen in Item 6 (V6a bis 6 g) zur Einschätzung gegenwärtiger Entwicklungsmöglichkeiten zeigt sich eine leichte Tendenz positiverer Zustimmungsgrade der Hebammen aus Perinatalzentren der Level I und II. Diese sind jedoch nicht signifikant. Es konnte lediglich ein signifikantes Ergebnis mit p = 0,026 für die Variable 15 ermittelt werden. Hebammen, die in Perinatalzentren der Versorgungsstufen I und II tätig sind, befürworten eher mehr Jahre an Berufserfahrung ehe verantwortungsvollere oder umfangreichere Aufgaben als Hebamme übernommen werden im Vergleich zu Hebammen, die in Geburtskliniken der Versorgungsstufen III und IV arbeiten. Abbildung 3.15 zeigt das gruppierte Säulendiagramm. Die Ergebnisse sind damit überwiegend unabhängig davon, in welcher geburtshilflichen Versorgungsstufe die befragten Hebammen tätig sind.

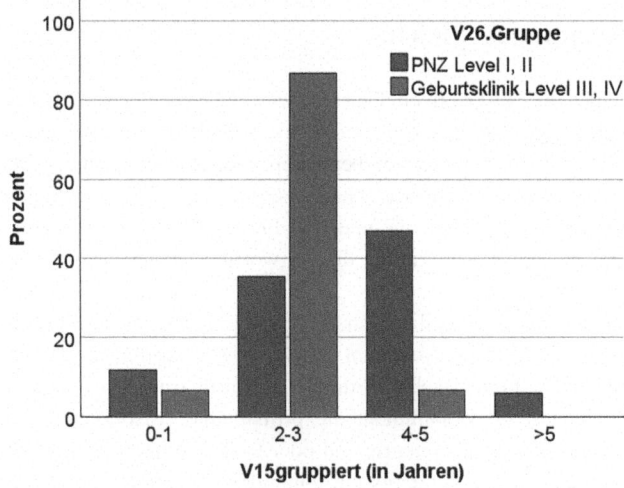

Abbildung 3.15 Säulendiagramm Gruppenvergleich 1 V26xV15

3.5.2 Gruppenvergleich 2: Art des Bachelorabschlusses

Auch die Antwortmuster der beiden Gruppen aufgeteilt nach Art des Bachelorabschlusses sind sehr homogen. Es lassen sich kaum größere Unterschiede im Antwortverhalten feststellen. In Bezug auf Variable 7 in Frageblock B zeigt sich eine geringe, nicht signifikante Tendenz der Hebammen, die primär eine Ausbildung gemacht und ausbildungsintegrierend oder nachqualifizierend ihr Bachelorstudium absolviert haben, in den nächsten 10 Jahren eher verantwortungsvollere/umfangreichere Aufgaben als Klinikhebamme übernehmen zu wollen im Vergleich zu den Hebammen, die primärqualifizierend studiert haben (s. Abbildung 3.16).

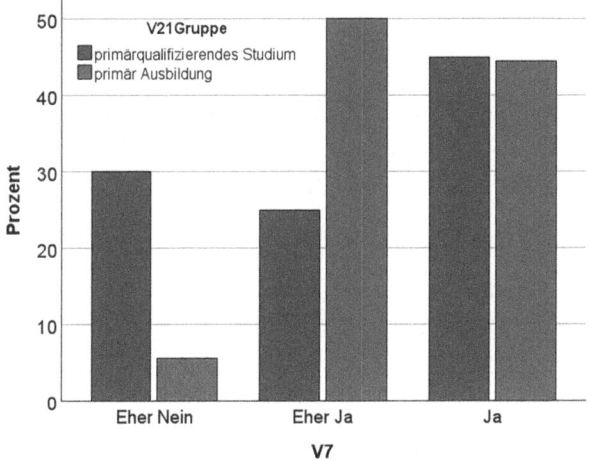

Abbildung 3.16 Säulendiagramm Gruppenvergleich 2 V21xV7

Lediglich zur Variable 6f konnte ein signifikanter p-Wert von 0,029 ermittelt werden. Es handelt sich um die Aussage „Mein Bachelorabschluss öffnet mir vielfältige Möglichkeiten für eine berufliche Weiterentwicklung im Krankenhaus." der Matrix aus Frageblock A. Wie in Abbildung 3.17 zu sehen, verteilen sich die Antworten der primärqualifizierend studierten Hebammen nahezu über das gesamte Antwortspektrum, wobei die Mehrheit der Aussage (überhaupt) nicht zustimmen konnte. Die ausbildungsintegrierend und nachqualifizierend studierten Hebammen gaben hauptsächlich die Aussagen „stimme überhaupt nicht zu", „stimme eher nicht zu" und „stimme eher zu" in etwa gleichen Teilen an und sind damit insgesamt etwas stärker bei den mittleren Antwortalternativen vertreten, während die oberen zustimmenden Kategorien überhaupt nicht ausgewählt wurden. Die Ergebnisse sind damit überwiegend unabhängig davon, auf welche Weise die befragten Hebammen ihren Bachelorabschluss erworben haben.

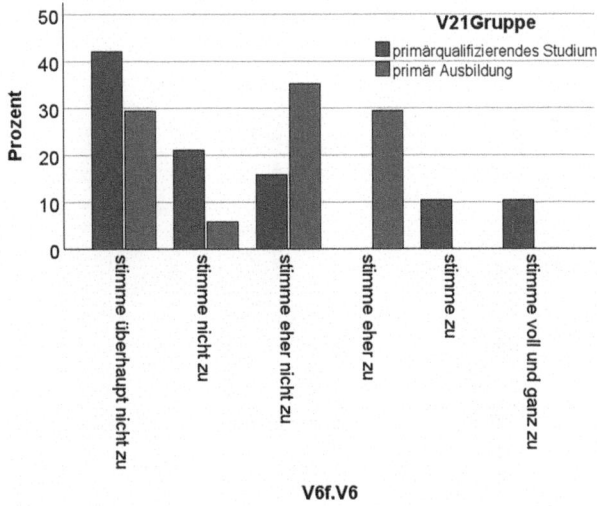

Abbildung 3.17 Säulendiagramm Gruppenvergleich 2 V21xV6f

3.5.3 Gruppenvergleich 3: Alter

Auch beim Vergleich der dritten Gruppe nach Alter finden sich homogene Antwortmuster. Hier ergab sich kein einziger signifikanter Wert bei einem der Chi^2-Tests. Die Ergebnisse sind somit unabhängig der gebildeten Altersgruppen.

Dennoch können ein paar Trends ausgemacht werden: Bei der Einstiegsfrage V3 zeigt sich beispielsweise, dass sich die über 25-jährigen Befragten tendenziell häufiger über ihre Entwicklungsmöglichkeiten und Karrierechancen Gedanken machen als die Hebammen in der Altersgruppe bis einschließlich 25 (Abbildung 3.18). Bei der Aussage V6a „Ich bin insgesamt mit den gegenwärtigen Entwicklungsmöglichkeiten für im Krankenhaus angestellte Hebammen zufrieden." zeigt sich eine geringere Zustimmung bei den bis 25-Jährigen gegenüber den über 25-jährigen befragten Hebammen (Abbildung 3.20). Ein ähnliches Bild zeigt sich bei Aussage V6b „Ich sehe für mich Karrierechancen in der klinischen Hebammentätigkeit.", der die bis 25-Jährigen weniger zustimmen können (Abbildung 3.19).

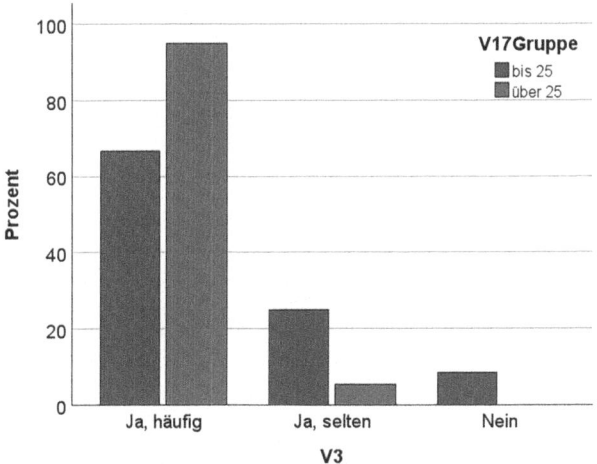

Abbildung 3.18 Säulendiagramm Gruppenvergleich 3 V17xV3

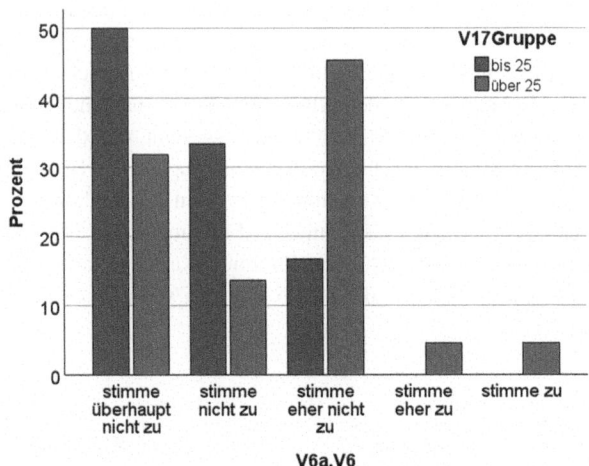

Abbildung 3.19   Säulendiagramm Gruppenvergleich 3 V17xV6a

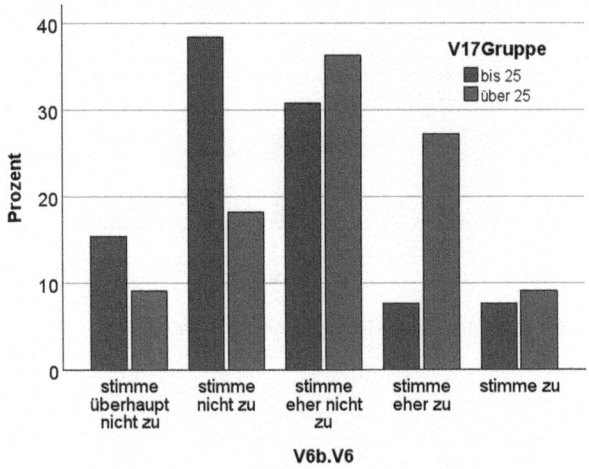

Abbildung 3.20   Säulendiagramm Gruppenvergleich 3 V17xV6b

3.6 Auswertung der Freitextfelder

Der im Rahmen dieser Studie entwickelte Fragebogen umfasst vier Items, bei denen Freitexteingaben möglich und erwünscht waren. Dies sind die Frage 5 in Frageblock A, die Fragen 9 und 12 in Frageblock B und Frage 16 in Frageblock C. Im Folgenden werden diese unter zu Hilfenahme qualitativer Datenauswertungsverfahren ausgewertet.

3.6.1 Frage 5: Gegenwärtig vorhandene und bekannte Entwicklungsmöglichkeiten im Krankenhaussetting

Im Rahmen des Themenblocks zur Einschätzung gegenwärtiger Entwicklungsmöglichkeiten wurden die Teilnehmenden gebeten, ihnen bekannte Rollen für im Krankenhaus angestellte Hebammen zu benennen, zu denen derzeit eine Weiterentwicklung möglich ist. Damit sollte u. a. kontrolliert werden, dass im Rahmen des theoretischen Hintergrunds alle wichtigen Entwicklungsmöglichkeiten für im Krankenhaus angestellte Hebammen in Deutschland erfasst wurden und die Befragten dasselbe Verständnis hierzu haben (s. Abschnitt 2.3.1). Insgesamt gaben 37 Teilnehmer*innen der Befragung 146 differenzierbare Rollen/ Funktionen an. Die Angaben wurden den vier Entwicklungsbereichen Management, Klinische Praxis, Ausbildung und Forschung zugeordnet (Abbildung 3.21). Außerdem wurde eine „Sonstiges"-Kategorie erstellt für nicht eindeutig zuordnungsbare Antworten bzw. Antworten, die nicht im Angestelltenverhältnis ausgeführt werden können.

41,8 % der 146 Antworten konnten dem Managementbereich zugeordnet werden (n = 61). Darunter wurden mit 39 Angaben in erster Linie Leitungsfunktionen, wie Team-/ Stations-/ Bereichs- oder Kreißsaalleitung bzw. Leitende Hebamme genannt. Die stellvertretende Leitung wurde sieben Mal und die Pflegedienstleitung vier Mal benannt. Weitere acht Antworten entfielen auf Funktionen, die die Beauftragung für Themen wie Qualitätsmanagement, Hygiene, Transfusionen und Arbeitssicherheit beinhalten. Außerdem wurde je einmal die Leitung bzw. Projektkoordination der Elternschule, eines Hebammenkreißsaals und der Umsetzung der Babyfriendly Hospital-Initiative genannt.

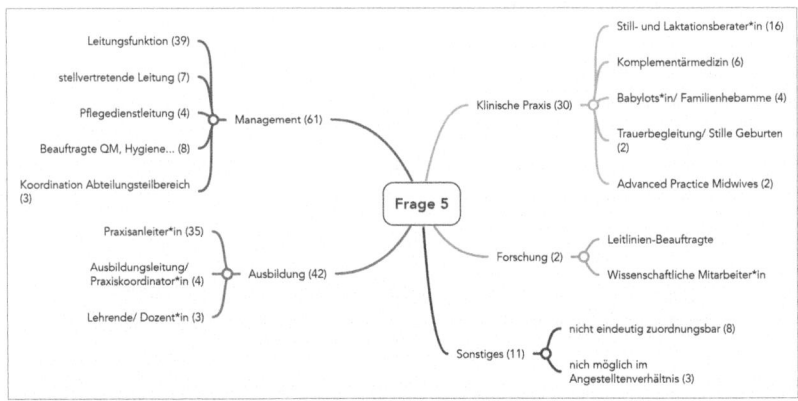

Abbildung 3.21 Kategorienbildung und Nennungen Frage 5

Dem Bereich Ausbildung konnten 42 Antworten zugeordnet werden, das entspricht 28,8 % der Gesamtantwortzahl. Die Praxisanleiter*in wurde 35-mal benannt und vier Mal die Ausbildungsleitung/ Praxiskoordinator*in. Drei Angaben waren der Lehrenden/ Dozent*in zuzuordnen. Lediglich zwei Angaben waren dem Bereich Forschung/ wissenschaftliches Arbeiten zuweisbar (1,4 %). Dazu gehört zum einen die Leitlinien-Beauftragte und zum anderen die wissenschaftliche Mitarbeiter*in.

Mit 30 Antworten konnten 20,5 % der Gesamtantwortzahl dieser Frage dem Bereich Klinische Praxis zugeordnet werden. Mit 16 Angaben am häufigsten genannt wurde die Rolle der Still- und Laktationsberater*in (IBCLC). Außerdem entfielen sechs Antworten auf den Bereich der Komplementärmedizin (Akupunktur, Kinesiotaping, Homöopathie) und vier Antworten auf Babylotsin/ Familienhebamme. Je zwei Antworten bezogen sich auf den Bereich Trauerbegleitung/ Stille Geburten bzw. Advanced Practice Midwives.

Die verbleibenden 11 Antworten (7,5 %) wurden dem „Sonstiges"-Feld zugeordnet. Dies betrifft acht Antworten, die nicht eindeutig einem Bereich zuzuordnen sind und drei Angaben, die eindeutig Tätigkeiten im Rahmen der freiberuflichen Hebammentätigkeit beschreiben.

3.6.2 Frage 9: Welche Funktionen, Aufgaben oder Rollen können Sie sich vorstellen in den nächsten 10 Jahren als angestellte Hebamme im Krankenhaus-Setting auszufüllen?

Frage 9 ist eine von zwei Freitextfragen im Frageblock B *Wünsche und Visionen zukünftiger Entwicklungsmöglichkeiten/Karrierechancen*. Sie gab den Befragungsteilnehmer*innen die Möglichkeit frei Wünsche und Visionen der eigenen beruflichen Entwicklung als angestellte Hebamme im Krankenhaus-Setting auszuführen. In insgesamt 27 der 38 Fragebogenrückläufer, die in die Auswertung einbezogen werden konnten, wurde eine aussagekräftige Angabe in diesem Freitextfeld gemacht. Für diese Freitextfrage erfolgte die Kategorienbildung induktiv nach Sichtung der Antworten erneut nach den vier aus der Literatur gefilterten Entwicklungsfeldern (Management, Klinische Praxis, Ausbildung, Forschung). Abbildung 3.22 zeigt die gebildeten Kategorien und Unterkategorien.

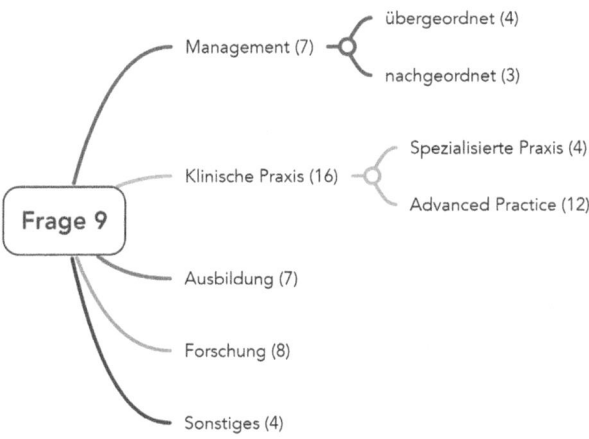

Abbildung 3.22 Kategorienbildung Frage 9

Mit 16 Nennungen die größte Kategorie ist die „Klinische Praxis". Hierbei mussten zwei Unterkategorien gebildet werden, und zwar zum einen die „Spezialisierte Praxis" und zum anderen „Advanced Practice". Vier Aussagen waren der „Spezialisierten Praxis" zuzuordnen. Sie betrafen Wünsche und Visionen bezogen auf den Einsatz von spezialisiertem Wissen und Kompetenzen im Rahmen der Anstellung als Klinikhebamme, z. B.:

Sprechstunde für alternative Methoden, bspw. Akupunktur, Taping, Homöopathie.
Angewandte Sexualwissenschaftlerin im klinischen Setting sein. (Frage 9, ID58)

12 Aussagen konnten unter „Advanced Practice" kategorisiert werden. Die Zukunftsvisionen betrafen hierbei die primäre und kontinuierliche geburtshilfliche Versorgung durch Hebammen (Continuity of Care) über den gesamten Betreuungsbogen mit einer Erweiterung des Tätigkeitsspektrum, vor allem um Kompetenzen im Bereich Sonografie und in Kombination mit Erarbeitung und Implementierung von Evidenzen in interne Leitlinien und Standards, eigene Qualitätssicherung und Schulung/Trainings für Kolleg*innen. Folgende Zitate sind als Beleg zu nennen:

Mitarbeit an klinischer Forschung, Leitung von Fallbesprechungen/ M&M Konferenzen/ PROM Trainings, Teamleitung, Implementierung neuer Standards etc. (Frage 9, ID16)

Übernahme der physiologischen Schwangerschaften und Vorsorgen inklusive Ultraschall; Klinik: Lageschalls, Gewichtsschätzungen etc. alleinige Betreuung physiologischer Betreuung prinzipiell ohne zwingende Arztanwesenheit zur Geburt, Naht der Geburtsverletzung (Frage 9, ID17)

Projektplanung und Umsetzung im Kreißsaal/Wochenbettstation, Ausarbeitung von SOPs in Interpofessionellen AGs, Studymidwives, Spezialisierte Hebamme für bestimmte Themen/Risiken, Ggf. Sono Ausbildung zur AFI/SDP Bestimmung etc., Eigenen Klinikdaten Evaluation und dann Qualitätssicherung etc. (Frage 9, ID46)

Die mit acht Aussagen zweitgrößte gebildete Kategorie ist „Forschung". Hier wurden zum einen Wünsche geäußert, eine Forschungstätigkeit mit einer praktischen Tätigkeit verknüpfen zu können, zum anderen Visionen (interne) Leitlinien zu erarbeiten und zu implementieren. Mehrfach genannt wurde hierbei der Wunsch, dies interdisziplinär zu tun:

*Projektleitung für interdisziplinäre (Pflege/Mediziner*innen) geburtshilfliche Forschungsvorhaben (Frage 9, ID7)*

[...] Hebammen die neue evidenzbasierte Interventionen implementieren und sich mit Versorgungsforschung/ Implemetationswissenschaft [sic] auseinander setzen [...] (Frage 9, ID31)

Je sieben Aussagen konnten den Kategorien „Management" und „Ausbildung" zugeordnet werden. Im Falle der Kategorie „Management" wurden aufgrund der unterschiedlichen Richtungen der Aussagen zwei Unterkategorien „übergeordnet" und „nachgeordnet" gebildet. Erstere umfasst vier Aussagen zur zukünftig gewünschten Übernahme leitender Hebammenpositionen bis hin zur Pflegedienstleitung inklusive Personalentwicklung (u. a. Frage 9, ID36). Auf letztere Unterkategorie entfallen drei Aussagen zur Leitung und Koordination von Teilbereichen einer Abteilung oder Managementfunktion, z. B.:

Hebammenambulanzleitung, Stillambulanzleitung, [...] (Frage 9, ID6)

In der Kategorie „Ausbildung" wurden zum einen Wünsche für die Übernahme der Praxiskoordination/Ausbildungsleitung angebracht bzw. auch das interdisziplinäre Team zu schulen, zum anderen die Vision eine Tätigkeit in der Lehre mit der in der Praxis zu verknüpfen:

Student*innenbetreuung (nicht nur Praxisanleitung) – leiten von interdisziplinären Workshops/Übungen – Dozieren um mehr Praxis an FH und Uni zu bringen (Frage 9, ID44)

Koordination der Studierenden und Praxisanleiter*innen (Frage 9, ID28)

Vier Aussagen waren oben genannten Kategorien nicht zuordnungsbar. Sie wurden in eine „Sonstiges"-Kategorie zusammengefasst und betrafen im weitesten Sinne die Rolle der Hebamme, deren Vergütung und Leistungsspektrum im Krankenhaussystem, wozu zukünftig Veränderungen gewünscht wurden.

3.6.3 Frage 12: Weitere wichtig erscheinende Wünsche bezüglich zukünftiger beruflicher Entwicklung

Die abschließende Frage des Fragebogenabschnitts B gab durch ein Freitextfeld die Möglichkeit weitere wichtig erscheinende Wünsche in Bezug auf zukünftige Entwicklungsmöglichkeiten und Karrierechancen zu benennen. 12 Teilnehmer*innen nutzten das Eingabefeld. Die Antworten ließen sich in drei Kategorien einordnen (Abbildung 3.23). Die eindeutigste und mit 8 zuordnungsbaren Aussagen größte Kategorie dieses Fragebogenitems umfasste das Thema „Vergütung". Zugeordnet wurden sowohl Anmerkungen zu einer angemessenen Vergütung der klinischen Hebammentätigkeit insgesamt als auch die Wünsche nach einer angepassten Bezahlung entsprechend der Qualifikation und des Tätigkeitsspektrums der Hebamme, zum Beispiel:

Aufwertung der Bezahlung von Hebammen, dem Abschluss angemessen. (Frage 12, ID47)

Angemessenes Gehalt, angepasst an das Tätigkeitsfeld (finanzielle Anerkennung der (Mehr-) Arbeit). (Frage 12, ID38)

Die zweite gebildete Kategorie mit 6 Antworten wurde mit dem Titel „Arbeitsbedingungen" versehen. Hierunter fielen Aussagen mit Wünschen zur Gestaltung der Arbeitszeit, zur Verbesserung der Arbeitszufriedenheit und fachlich-inhaltliche Ausgestaltung der Arbeit als Klinikhebamme. Einige Aussagen dieser Kategorie waren:

Freiberufliche- und Angestelltentätigkeit zu verknüpfen (weiß gerade nicht konkret wie) (Frage 12, ID15)

Ausbau der Personalabteilung, die sich um Arbeitszufriedenheit der Hebammen kümmern (Frage 12, ID48)

Ausstieg aus Schichtsystem (sehr wichtig) (Frage 12, ID57)

Die mit drei Aussagen kleinste Kategorie dieser Frage wurde „Entwicklung als Hebamme" genannt. Die Teilnehmer*innen wünschten sich Zugang zu wissenschaftlicher Literatur/Journals, Unterstützung bei Fort- und Weiterbildungen oder wollten das Berufsbild Hebamme und neue Stellen in Zusammenarbeit mit der Klinikleitung entwickeln.

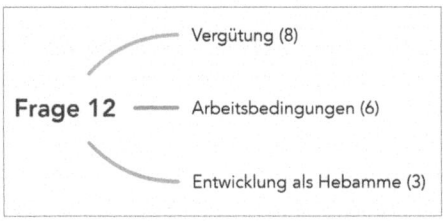

Abbildung 3.23 Kategorienbildung Frage 12

3.6.4 Frage 16: Welche Qualifikationen sollten für die Übernahme höherer Aufgaben weiterhin Voraussetzung sein?

Zum Abschluss des Frageblocks C *Voraussetzungen für eine zukünftige Weiterentwicklung* wurde ein Freitextfeld in Item 16 angeboten, in dem die Befragten weitere für nötig befundene, aber nicht bereits abgefragte, Qualifikationen als Voraussetzung für die Übernahme umfangreicherer und/oder verantwortungsvollerer Aufgaben in Folge beruflicher Weiterentwicklung angeben konnten. 18 Teilnehmer*innen machten hiervon Gebrauch. Die Antworten ließen sich in insgesamt vier Kategorien einteilen (Abbildung 3.24). Acht Aussagen konnten der Kategorie „Weiterführende Bildungsangebote" zugeordnet werden. Sie ist damit die größte Kategorie dieses Items. Hierunter fallen die Bestätigungen der Befragten von mitunter in vorherigen Items des Frageblocks angegebenen Antworten, dass bestimmte Studien- oder Weiterbildungsabschlüsse erfolgt sein sollten, z. B.:

bestandener [sic] Abschluss einer Weiterbildung/Masterstudium reicht für mich (Frage 16, ID7)

Weitere Qualifikationen speziell an Aufgaben/Rollen angepasst (Frage 16, ID24)

Die mit sechs Aussagen zweitgrößte Kategorie betrifft „Softskills", die vorausgesetzt werden. Folgende Zitate geben einen Einblick:

Kommunikationsweiterbildung (zb Notfall-, Team-, Schüler Kommunikation) (Frage 16, ID11)

Soft Skills, wie Interesse am gewählten Gebiet, Kommunikationsfähigkeit, Wunsch Verantwortung zu übernehmen, Zuverlässigkeit (Frage 16, ID61)

Die dritte gebildete Kategorie ist „Berufserfahrung" mit vier Aussagen. Teilnehmer*innen des Fragebogens differenzierten hier zum vorherigen Item 15, dass Berufserfahrung auch im außerklinischen Bereich wünschenswert wäre (Frage 16, ID47) oder das vorausgesetzte Berufserfahrung mit hohem Stellenanteil erfolgt sein oder andernfalls mehr Jahre bei kleiner Teilzeitstelle Voraussetzung sein sollte (Frage 16, ID24). Die beiden längsten Freitexteingaben dieses Items ließen sich in keine der anderen Kategorien unterbringen, weswegen hierfür eine eigene Kategorie „Professionalisierung" gebildet wurde. Die Befragten äußern hier als weitere Voraussetzungen u. a. ein klinikinternes interdisziplinäres Gremium aus Hebammen und Ärzt*innen, z. B. zur Standardentwicklung (Frage 16, ID26) bzw. die Selbstregulierung des Berufs mit einer Hebammenkammer und Qualitätssicherungsmaßnahmen der Hebammenarbeit (Frage 16, ID46).

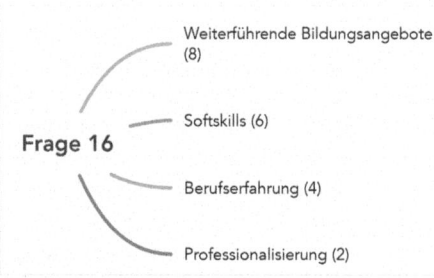

Abbildung 3.24 Kategorienbildung Frage 16

Diskussion

4

Im Folgenden werden die Ergebnisse der Studie diskutiert und unter Einbezug des theoretischen Rahmens und der Literatur eingeordnet. Weiterhin werden die Bedeutung der Studie, sowie Stärken und Schwächen reflektiert. Abschließend erfolgt ein Ausblick mit Benennung zukünftiger Forschung in dem behandelten Themenbereich und Implikationen für die Praxis.

4.1 Zusammenfassung der Studie

Im Rahmen dieser Masterarbeit wurde eine explorative Querschnittstudie zum Thema Entwicklungsmöglichkeiten und Karrierechancen von im Krankenhaus angestellten Hebammen durchgeführt. Die Datenerhebung fand mittels einer Online-Befragung statt. Mit dem Ziel, erste Erkenntnisse in dem in Deutschland wenig erforschten Feld zu erlangen, wie junge, angestellte Bachelorhebammen ihre Entwicklungsmöglichkeiten einschätzen und wie sie sich zukünftig weiterentwickeln möchten, wurde die folgende Hauptfragestellung aufgestellt:

Wie schätzen im Krankenhaus angestellt tätige Hebammen mit Bachelorabschluss am Berufsstart ihre beruflichen Entwicklungsmöglichkeiten und Karrierechancen ein, welche Visionen und Wünsche haben sie in Bezug auf die Weiterentwicklung ihrer Hebammenlaufbahn und welche Voraussetzungen sehen sie hierfür als adäquat an?

Die drei Untersuchungsgrößen *Einschätzung gegenwärtiger Entwicklungsmöglichkeiten, Visionen und Wünsche zukünftiger Entwicklungsmöglichkeiten* und *benötigte Voraussetzungen* wurden abgeleitet und als Struktur für die Fragebogenkonstruktion und die Ergebnisdarstellung genutzt.

Die Ergebnisse zeigen, dass das Thema Entwicklungsmöglichkeiten und Karrierechancen eine große Rolle unter den befragten Hebammen spielt und der Wunsch nach beruflicher Weiterentwicklung, insbesondere im Rahmen der klinischen Hebammenpraxis, groß ist. Obwohl bislang wenige Entwicklungsfelder zu Verfügung stehen, Kompetenzen aus dem Bachelorstudium selten eingesetzt werden können und die Vergütung als unangemessen empfunden wird, sind die jungen Hebammen motiviert, sich weiterentwickeln und umfangreichere oder verantwortungsvollere Aufgaben übernehmen zu wollen. Die Steigerung der beruflichen Autonomie, hebammengeleitete Betreuungskonzepte und das Einbringen von im Studium erworbenen Fertigkeiten zur evidenzbasierten Betreuung der Klient*innen und eigenen Qualitätssicherung stechen dabei als Visionen des zukünftigen Arbeitens heraus. Die Entwicklungsfelder Management, Klinische Praxis, Ausbildung und Forschung sind insgesamt für die Bachelorhebammen interessant, auch wenn der Klinischen Praxis und dem Ausbildungsfeld mehr Interesse entgegengebracht wird. Für zukünftige Tätigkeiten sehen die Befragten einen Bachelorabschluss bzw. einen an das zukünftige Aufgabengebiet adaptierten Bildungsabschluss und zwischen 2 und 5 Jahren Berufserfahrung als adäquat an. Die Vergütung sollte auf Grundlage des Bildungsabschlusses und der ausgeübten Funktion bemessen werden. Im Antwortverhalten sind so gut wie keine signifikanten Unterschiede zwischen den gebildeten Gruppen nach Alter, Versorgungslevel der Klinik bzw. Art des Bachelorstudiums zu verzeichnen.

4.2 Diskussion der Ergebnisse

4.2.1 Einschätzung gegenwärtiger Entwicklungsmöglichkeiten

Aus den Studienergebnissen lässt sich insgesamt ein großes Interesse der Hebammen mit Bachelorabschluss am Berufseinstieg an zukünftigen Entwicklungsmöglichkeiten am Arbeitsort Krankenhaus ableiten. Ebenso groß scheint auch die Motivation für eine berufliche Entwicklung mit Erweiterung von Kompetenzen und Übernahme von mehr Verantwortung zu sein. Als Begründung muss hier der Einfluss der Akademisierung der Hebammenausbildung diskutiert werden. Durch diese erlangen die Hebammen beim Berufseinstieg ein höheres Kompetenzniveau, als schulisch ausgebildete Hebammen, dass laut Definition der entsprechenden Ebene 6 des Deutschen Qualifikationsrahmens Fähigkeiten zur *„Planung, Bearbeitung und Auswertung umfassender berufsbezogener Aufgaben-*

und Problemstellungen, sowie die eigenverantwortliche Steuerung von Prozessen in Teilbereichen eines wissenschaftlichen Faches [...]" umfasst (101). Die Hebammen erlangen neben fachlichen, wissenschaftlichen und kritisch-reflexiven Kompetenzen im Rahmen des Bachelorstudiums ein Bewusstsein für ihre eigenverantwortliche, abgrenzbare Rolle im Kontext der Versorgung von Schwangeren, Gebärenden, Wöchnerinnen und deren Neugeborene, sowie Kompetenzen zur interdisziplinären Zusammenarbeit auf Augenhöhe unter Einbezug ihres einzigartigen Hebammenwissens und wissenschaftlicher Erkenntnisse (13,102). Dies führt zu einem Voranschreiten der Professionalisierung des Hebammenberufs und begründet, auch unter Einbeziehung von internationalen Vorbildern mit weiterentwickelten hebammengeleiteten Versorgungsstrukturen, die hier gefundenen Visionen zur Stellung, Kompetenzausweitung und Weiterqualifizierung der Klinikhebammen im deutschen Gesundheitssystem.

Die Antworten der befragten Hebammen dieser Studie verdeutlichen weiterhin gegenwärtig existierende Strukturen, die dem inzwischen geltenden Ausbildungsstandard und der Definition von Hebammen nicht mehr entsprechen (36): Die beruflichen Entwicklungsmöglichkeiten im Klinikkontext, einem der wichtigsten Arbeitsstätten von Hebammen in Deutschland, beschränken sich auf wenige Funktionen im Bereich von Management- und Führungsaufgaben oder der Ausbildung werdender Hebammen. Nur vereinzelt sind auch Entwicklungsmöglichkeiten im Rahmen der klinischen Praxis oder einer wissenschaftlichen Tätigkeit zu verzeichnen. Lediglich für drei der benannten Funktionen existieren Formen von Stellen- und Kompetenzbeschreibungen und keine flächendeckend einheitlich gestufte Vergütung und damit keine Anerkennung umfangreicherer oder verantwortungsvollerer Aufgaben (56). Entsprechend unzufrieden zeigen sich die befragten Hebammen dieser Studie mit ihren gegenwärtigen Entwicklungsmöglichkeiten und den Chancen, ihre im Bachelorstudium erworbenen Kompetenzen einsetzen zu können. Diese wurden bereits in den letzten sechs Jahren schlichtweg weder in Stellenanzeigen, noch im Rahmen der praktischen Hebammentätigkeit nachgefragt und daran scheint sich nichts geändert zu haben (16,17). Dabei zeigt sich eine nicht signifikante Tendenz, dass die über 25-jährigen Hebammen sich zwar etwas häufiger über ihre Entwicklungsmöglichkeiten Gedanken machen, die bis 25-Jährigen allerdings tendenziell unzufriedener mit ihren gegenwärtigen Entwicklungsmöglichkeiten und Karrierechancen sind. Ersteres kann evtl. durch die höhere Reife und der etwas höheren Berufserfahrung erklärt werden. Die etwas älteren Befragten sind bereits in der Praxis angekommen und suchen nun nach Entwicklung und Herausforderungen. Letzteres wiederum ist durch die Nähe der jüngeren Hebammen zu ihrem Studium erklärbar und dem Spalt zwischen der

Motivation, die im Studium erlangten Kompetenzen einzusetzen gegenüber den begrenzten Möglichkeiten, die die klinische Praxis hierfür bislang bietet. Vermutlich mit der intrinsischen Motivation erklärbar ist es, dass die gegenwärtigen gering vorhandenen Entwicklungsmöglichkeiten dennoch immerhin ein Drittel bis zur Hälfte der Befragten motivieren, weiterführende Bildungsangebote wahrnehmen oder umfangreichere/verantwortungsvollere Aufgaben übernehmen zu wollen. Die intrinsische Motivation, also das persönliche Interesse, Wissen, Kompetenzen und das Tätigkeitsspektrum zu erweitern, spielt bei den Motiven für den Wunsch nach Weiterentwicklung insgesamt die größte Rolle. Dies ist wenig überraschend, da auch in der Literatur die intrinsische Motivation als wichtigster Einflussfaktor genannt wird. Sowohl Vázquez-Calatayud et al. (2020), die CPD unter Pflegekräften in einem systematischen Literaturreview untersuchten, als auch Demary et al. (2013) bestätigen den vorrangigen Einfluss der intrinsischen Motivation bei dem Wunsch nach Kompetenzausbau, Weiterbildung und beruflicher Weiterentwicklung (103,104). Im Unterschied zur Literatur ist es allerdings bemerkenswert, in welch hohem Maße die gegenwärtigen Arbeitsbedingungen und Arbeitsbelastung als Motive für den Wunsch nach beruflicher Entwicklung genannt wurden. Die Hebammen bringen hier möglicherweise ihre Hoffnung zum Ausdruck, der Belastung und den Arbeitsbedingungen durch die berufliche Entwicklung und Übernahme von höheren Tätigkeiten zu entfliehen. Möglicherweise wollen sie diese aber auch in Folge ihrer Entwicklung verbessern. Seit Jahren ist bekannt, dass Klinik-Hebammen unter einer hohen physischen und psychischen Belastung leiden. Dies wird durch personelle Engpässe und damit einhergehende Dienstplanunsicherheiten, der Notwendigkeit mehrere Geburten parallel betreuen zu müssen und damit eigenen und Qualitätsansprüchen nicht gerecht zu werden und auch durch die mangelhafte interdisziplinäre Zusammenarbeit und fehlende Anerkennung ihrer Expertise, sowie Einschränkung der beruflichen Autonomie, herbeigeführt (1,10,13,86).

Im Rahmen der gegenwärtig vorhandene Entwicklungsmöglichkeiten zeigen die Ergebnisse dieser Befragung insgesamt, dass die Mehrheit der Hebammen ihren Bachelorabschluss oder durch Weiterbildungen erworbene, erweiterte Kompetenzen derzeit nicht einsetzen können bzw. die Chancen hierzu nicht bestehen. Ebenso eine angemessene Vergütung der erweiterten Fähigkeiten existiert nicht. Damit wird derzeit viel Potential zur Verbesserung der Versorgung von Frauen und Familien, sowie der Berufsgruppe der Hebammen liegen gelassen. Lediglich rund 25 % der Befragten, die bezüglich dieser Aspekte zustimmende Antwortalternativen auswählten, deuten darauf hin, dass es arbeitgeberabhängig mancherorts inzwischen entsprechende Strukturen und Möglichkeiten gibt. Aus den Gruppenvergleichen war hier ein Trend höherer Zustimmung der Hebammen aus Perinatalzentren der Level I und II zu verzeichnen. Diese waren nicht signifi-kant, deuten aber möglicherweise daraufhin, dass Perinatalzentren aufgrund ihres Klientels oder der Finanzierung eher die Notwendigkeit sehen bzw. Möglichkei-ten haben entsprechende Entwicklungschancen für Hebammen zu etablieren als Geburtskliniken der Versorgungsstufen III und IV.

4.2.2 Zukunftsvisionen zu Entwicklungsmöglichkeiten im Klinikkontext

Im Rahmen der zweiten Untersuchungsgröße wurden Visionen und Wünsche für zukünftige Entwicklungsmöglichkeiten erfragt. Bei der Ergebnisauswertung der geschlossenen und offenen Fragen des Fragebogenabschnitts wurde die große Motivation der Befragten deutlich, sich im Bereich der klinischen Praxis entwi-ckeln zu wollen. Entgegen vielfach laut gewordener Sorgen und Gegenargumente von Berufsangehörigen der Hebammen- und anderer Berufsgruppen im Rahmen der Diskussionen zur Akademisierung der Hebammenausbildung, wonach aka-demisch ausgebildete Hebammen nicht praktisch arbeiten möchten, widerlegen die Ergebnisse dieser Studie die Argumente (13,105). Gerade eine Tätigkeit in der direkten Klient*innenversorgung und in der klinischen Praxis zeigen sich von besonderem Interesse für die jungen Bachelorhebammen, sofern sie auch weitere Kompetenzen in ihre Arbeit einsetzen können. Zu vergleichbaren Ergebnissen unter Hebammen in Deutschland kommen auch Stertz et al. (2018) und Steinert (2020) (17,106).

Auch wenn dem Entwicklungsfeld Klinische Praxis das größte Interesse ent-gegengebracht wurde, kann nicht von fehlendem Interesse der Befragten an den anderen Feldern gesprochen werden. Für über drei Viertel der jungen Hebam-men war auch das Karrierefeld Ausbildung interessant und immer noch über die Hälfte der Befragten nannten die Bereiche Management und Forschung als zukünftig gewünschte Entwicklungsbereiche. Allerdings kann unter Einbezug der Freitexteingaben resümiert werden, dass die Visionen der jungen Bachelor-hebammen einem ausschließlichem Karrierewunsch in den Feldern Ausbildung, Management und Forschung eher selten entsprachen. Diese waren fast immer mit einer Praxistätigkeit verknüpft. Zusammenfassend wünschen sich die Hebam-men zum einen die Anerkennung ihrer Hebammenkompetenzen in Bezug auf die selbstständige und umfängliche Begleitung physiologischer Geburten und Ein-satz ihrer Fähigkeit über den gesamten Betreuungsbogen hinweg entsprechend der Definitionen der International Confederation of Midwives (36). Zum ande-ren zeigen sie eine Bereitschaft, die Verantwortung und Qualitätssicherung ihrer

Arbeit übernehmen und sich dafür im Rahmen umfangreicherer oder verantwortungsvollerer Aufgaben engagieren zu wollen. Insofern entsprechen die Visionen und Wünschen überwiegend der Etablierung eines Karrierepfads in der klinischen Praxis mit z. B. Clinical Specialist und Advanced Practice Midwives. Diese setzen ihre erweiterten fachlichen Kompetenzen im Zusammenhang mit Management-, Ausbildungs- und Forschungskompetenz ein, um kontinuierliche, qualitativ hochwertige, individuelle Begleitung von Frauen und Kindern sicherzustellen, insbesondere jene mit speziellen und komplexen Hintergründen, die geburtshilfliche Versorgung weiterzuentwickeln und bedarfsgerecht zu gestalten (s. auch Abschnitt 1.2.3) (19,65,72).

Dabei fand die Einführung des Karrierepfads in den entsprechenden Ländern ebenfalls im Zuge der (deutlich früheren stattgefundenen) Akademisierung der Gesundheitsberufe in den 2000er Jahren statt. Der Hintergrund war hier zum einen, die erfahrenen und gut ausgebildeten Hebammen mit ihrem Expertenwissen in der praktischen Arbeit zu halten, um so Klient*innenoutcomes zu verbessern und auf Veränderungen im Gesundheitswesen flexibel eingehen zu können. Durch die Rollenerweiterung und die ganzheitlichere Interpretation der praktischen Hebammenarbeit sollte auch eine höhere Arbeitszufriedenheit erreicht und damit Kündigungen vermieden und Anwerben neuer Mitarbeiter*innen erleichtert werden (49).Vor dem Hintergrund der zuletzt kurzen Verweildauer von Hebammen in den Kreißsälen, einer hohen Fluktuation, einer geringen Arbeitszufriedenheit bzw. hohen Überlastung des Personals und der durch den akademischen Abschluss erleichterten Möglichkeit, als Hebamme im Ausland zu arbeiten, gibt es auch in Deutschland zahlreiche vergleichbare Gründe, die eine Einführung solcher oder ähnlicher Rollen und Karrierepfade untermauern (10,13,86).

Gerade die Verbesserung der geburtshilflichen Versorgung im Krankenhauskontext mit einer evidenzbasierten, individuellen, hebammengeleiteten Betreuung, dem Angehen der in Deutschland hohen Interventionsrate in der Geburtshilfe und dem Umgang mit komplexen Fällen war für überragende 92,1 % der Befragten ein angestrebtes Ziel in Folge beruflicher Weiterentwicklung. Über 60 % wollen zudem auf eine Verbesserung der Klient*innensicherheit durch beispielsweise die Etablierung von Fachexpert*innen, Verbesserung der interdisziplinären Zusammenarbeit, des Qualitäts- und Notfallmanagements hinarbeiten. Ebenso viele können sich als Ziel ein Engagement in der Aus-, Fort- und Weiterbildung von werdenden Hebammen, Kolleg*innen des interdisziplinären Teams und von Eltern vorstellen. Die Hälfte der Befragten verfolgt zudem das Ziel, einem wissenschaftlichen Schwerpunkt im Rahmen der Kliniktätigkeit zu setzen und z. B. praxisbasierte Forschungsprojekte, den Implementierungsprozess wissenschaftlicher Erkenntnisse oder die Standardentwicklung zu begleiten. Auch diese Aufgaben sprechen im hohen Maße für das Tätigkeitsfeld und der Definition der Advanced Practice Midwives, die ihre Kompetenzfelder, je nach Tätigkeitsschwerpunkt in unterschiedlich hohem Maße einsetzen können (72).

In solchen Positionen, wie auch im täglichen Hebammenhandeln, sind immer auch Managementkompetenzen integriert, beispielsweise in Form von Projekt-, Zeit- und Selbstmanagement oder Koordinierungs- und Priorisierungstätigkeiten. Das insgesamt dem Management als Entwicklungsfeld weniger entgegengebrachten Interesse der Befragten könnte damit zusammenhängen, dass vorrangig die typischen Leitungs- und Personalführungsaufgaben einer Kreißsaalleitung damit assoziiert wurden. Diese ist die einzig gut etablierte und definierte Karrierestufe für Hebammen im Klinikbereich (9,56). Die Aufgaben entsprechen allerdings oftmals nur noch in geringem Maße einer Tätigkeit in der direkten Klient*innenversorgung, für Perinatalzentren fordert die entsprechende Richtlinie sogar die Freistellung der Leitung von der praktischen Tätigkeit (77). Sie widerspricht somit den Wünschen der hier befragten jungen Bachelorhebammen nach Entwicklungsmöglichkeiten in Zusammenhang mit einer praktischen Tätigkeit. Das junge Alter und die eher geringe Berufserfahrung vieler Befragten dieser Studie könnten zudem ein Grund für das geringe Interesse oder vielleicht auch Zutrauen der Übernahme einer solchen Rolle in den kommenden 10 Jahren sein.

Auch die Verbesserung des Versorgungspfads in der geburtshilflichen Betreuung mit kontinuierlicher Hebammenbegleitung, Case- und Schnittstellenmanagement und der Arbeit an einem universellen Zugang zur Hebammenbetreuung haben mit rund einem Drittel der Befragten eher wenige als Ziel ihrer beruflichen Entwicklung genannt. Gerade im Rahmen der Etablierung von APM-Rollen spielt die kontinuierliche Betreuung und die Verknüpfung des klinischen und außerklinischen Bereichs eine wichtige Rolle. Gemutmaßt werden kann, dass aufgrund der gegenwärtig starren Trennung des ambulanten und stationären Gesundheitssektors in Deutschland hier noch keine Chancen durch die Befragten gesehen werden oder ein Verständnisproblem vorlag, da die Definitionen von kontinuierlicher Betreuung und Casemanagement in Deutschland noch nicht so geläufig sind.

In Bezug auf die Visionen und Wünsche zukünftiger Entwicklungsmöglichkeiten wurden die Bachelorhebammen auch nach organisations- und professionsbezogenen Aspekten gefragt. Sehr zentrale Wünsche im Zusammenhang mit einer beruflichen Weiterentwicklung waren zum einen die Möglichkeit, die zukünftige Funktion auch in Teilzeit ausführen zu können, um beispielsweise Zeit für Familie, Freizeitaktivitäten oder eine freiberufliche Nebentätigkeit zu haben. Dies zeigt den gegenwärtigen Trend unter Hebammen, hauptsächlich in Teilzeit in der Klinik arbeiten zu wollen (1). Dies wurde sicherlich durch die Arbeitsbedingungen und -belastungen in den Kliniken ausgelöst, aber möglicherweise auch durch die fehlenden Optionen Familie und Arbeit im Schichtdienst miteinander vereinbaren zu können (1,13). Zudem bietet die freiberufliche Hebammentätigkeit eine größere Autonomie, ein Aspekt, der wie sich nachfolgend zeigt, ebenso außerordentlich wichtig für die Hebammen ist, und die Arbeit in weiteren Teilen des mit der Hebammenarbeit verknüpften Betreuungsbogens. Es scheint sinnvoll zu sein, zukünftig über Möglichkeiten nachzudenken, wie einerseits Arbeitszeitmodelle so gestaltet werden können, dass auch die Expertise von Hebammen mit Familie in der Praxis umfänglicher nutzbar gemacht werden kann und andererseits, wie möglicherweise ambulante und stationäre Hebammenleistungen besser verknüpft werden können, da die Hebammen in den Freitexten äußerten, gerne über den gesamten Betreuungsbogen hinweg tätig sein zu wollen.

Ein ebenso herausstechend wichtiger Punkt war, wie oben erwähnt, die Steigerung der beruflichen Autonomie der Klinikhebammen. Im Hebammengesetz und den Hebammenberufsordnungen der Länder, sowie internationalen Definitionen wird immer wieder die Selbstständigkeit des Hebammenberufs hervorgehoben (14,31,32,36). Die befragten Hebammen wünschen sich in hohem Maße, diese selbstständige Rolle auch im Rahmen einer Anstellung im Krankenhaus ausführen zu können und entsprechend physiologisch verlaufende Geburten eigenständig und umfänglich ohne zwingende ärztliche Präsenz leiten und begleiten zu können. Vor dem Hintergrund der Ausbildung auf einem höheren Niveau, den damit zusammenhängenden Entwicklungen der Berufsgruppe und den gesetzlichen Rahmen ist dieser Wunsch sehr verständlich und nachvollziehbar. Unter anderem die Akademisierung der Hebammenausbildung scheint dem Streben nach beruflicher Autonomie und dem Wunsch zur Übernahme sämtlicher hebammentypischer Tätigkeiten, die in Deutschland teilweise in Händen von Gynäkolog*innen liegen, einen Schub gegeben zu haben (13,107).

Weitere für die Befragten ziemlich wichtige Aspekte waren das Vorliegen einer Stellenbeschreibung, in der z. B. Aufgaben, Pflichten und Verantwortungsbereiche schriftlich fixiert sind. Nur so kann eine Abgrenzung gegenüber anderen Funktionen sichtbar gemacht, Strukturen transparent und eine angemessene Vergütung verhandelt werden. Außerdem betrachteten die Befragten es insgesamt ziemlich wichtig, dass sie Zugang zu einem PC-Arbeitsplatz, Büro oder ähnlichem hatten, je nachdem, wie ihre zukünftige Funktion ausgestaltet ist. Gerade im Zusammenhang mit Planungs- und Koordinierungsaufgaben, mit der Recherche von Leitlinien und Studien oder beim Projektmanagement, womit zukünftige Rollen in den vier Entwicklungsfeldern verknüpft sind, ist ein solcher Arbeitsplatz oder ggf. auch Zugang zu Fachliteratur essenziell. Dabei schätzten die Bachelorhebammen es als eher gering wichtig ein, die Möglichkeit zu haben, solche Tätigkeiten im Home Office ausführen zu können, was wiederum den Wunsch nach Nähe zu Klient*innen und der Praxis unterstreicht.

4.2.3 Voraussetzung für eine berufliche Weiterentwicklung

Neben der Erhebung der Visionen und Wünsche zukünftiger beruflicher Entwicklungsmöglichkeiten von angestellt tätigen Klinikhebammen war es zudem interessant, welche Voraussetzungen zur beruflichen Entwicklung die Hebammen selbst als adäquat ansehen. Beim ausschlaggebenden Aspekt für eine zukünftige tarifliche Eingruppierung, sahen die Befragten die ausgeübte Funktion und den Bildungsabschluss als nahezu gleich wichtig an. Niemand wählte die Berufserfahrung als alleiniges Merkmal, jedoch über 20 % der Hebammen die Kombination aus ausgeübter Funktion, Bildungsabschluss und ggf. Berufserfahrung für die Definition der Vergütungsstufen. Hiermit würden auch nicht-akademisch ausgebildeten Kolleg*innen abhängig von Berufserfahrung und Funktion zukünftig berücksichtigt werden. Trotzdem hält eine geringe Mehrheit der Hebammen es für nötig, den Bildungsabschluss in höherem Maße bei der Eingruppierung zu berücksichtigen, was vor dem Hintergrund dessen, dass er gegenwärtig überhaupt keine Rolle spielt, durchaus verständlich ist. Die gegenwärtigen Kriterien für die Eingruppierung im TVöD werden vor allem auf Grundlage der Tätigkeitsmerkmale getroffen (9).

Währenddessen hält die Mehrheit der Befragten den Bachelorabschluss, also die nun erforderliche Basis, um Hebamme zu werden, für den geeigneten Bildungsabschluss, um höhere und verantwortungsvollere Aufgaben in der Praxis wahrzunehmen. Gleichauf dahinter wurden Fachweiterbildungen und ein hebammenspezifischer Masterabschluss genannt. Der Besuch von akademischen Zertifikatskursen bzw. die Absolvierung bestimmter Hochschulmodule wird nur von ca. 10 % der Befragten als geeignet eingestuft. Die Ergebnisse dieser Frage lassen sich durch die gegenwärtig anzutreffenden Strukturen einordnen. Die erst wenige Jahre zurückliegende Reform der Hebammenausbildung mit Anhebung auf Bachelorniveau führt dazu, dass derzeit noch deutlich mehr schulisch ausgebildete Hebammen auf dem Arbeitsmarkt sind als auf Bachelorniveau ausgebildete. Je nach Sichtweise und auch wenn berufliche Erfahrung nicht vollkommen vernachlässigt werden darf, ist mit dem Bachelorabschluss nach DQR-Definition ein höheres Bildungs- und Kompetenzlevel erreicht (101).

Demnach kann der Bachelor als höherer Bildungsgrad eingestuft werden und möglicherweise die Übernahme verantwortungsvollerer oder umfangreicherer Aufgaben begründen. Da der Bachelorabschluss bislang auf dem Papier so gut wie keine Bedeutung für die praktische Hebammenarbeit zeigt, da weder entsprechende Tätigkeiten, Funktionen noch eine angepasste Vergütung definiert sind, sieht die Mehrzahl der Befragten ihn mutmaßlich als ausreichend für die Übernahme höherer Aufgaben an. Fraglich bleibt, ob dies immer noch so gesehen wird, wenn in der weiteren Entwicklung die auf Bachelorniveau ausgebildeten Hebammen die Mehrheit der Hebammen auf dem Arbeitsmarkt bilden. In Ländern, wie UK, Irland oder Australien haben sich ein hebammenwissenschaftlicher Masterabschluss oder Weiterbildungskurse auf akademischem Niveau in Folge der Anhebung der Hebammenausbildung auf Bachelorniveau durchgesetzt (57,66,67).

In Bezug auf die Berufserfahrung, die eine Hebamme als Voraussetzung für die Übernahme umfangreicherer oder verantwortungsvollerer Tätigkeiten innehaben sollte, hat sich die Mehrheit von knapp 60 % der Befragten für zwei bis drei Jahre ausgesprochen. 28 % halten vier bis fünf Jahre für angemessen. Hierbei war spannend, dass die Hebammen, die in Perinatalzentren der Level I und II tätig sind, signifikant häufiger die größere Berufserfahrung von 4-5 Jahren als angemessen eingestuft haben, während die Hebammen, die in Geburtskliniken der Level III und IV tätig sind, mit 86 % der entfallenen Antworten überwiegend 2-3 Jahre als ausreichend betrachten. Insgesamt bewegen sich die Antworten damit im Rahmen aktueller Anforderungen von hierzulande etablierten Weiterbildungsmöglichkeiten. Die Hebammenstudien- und Prüfungsverordnung veranschlagt für Praxisanleiter*innen mindestens zwei Jahre Berufserfahrung als Voraussetzung (37). Ebenso werden für die Weiterbildung zur Leitenden Hebamme zwei Jahre gefordert (108). Währenddessen ist für komplementärmedizinische Weiterbildungen, akademische Zertifikatskurse oder aufbauende Studiengänge meist keine Berufserfahrung Voraussetzung. Auch die Weiterbildung zur Still- und Laktationsberater*in IBCLC fordert im eigentlichen Sinne keine bestimmte Berufserfahrung, sondern lediglich Stillberatungsstunden-Nachweise aus der praktischen Tätigkeit aus maximal den letzten fünf Jahren (78).

Auch im internationalen Kontext ist eine Berufserfahrung zwischen zwei und fünf Jahren oftmals übliche Voraussetzung für die Übernahme höherer Funktionen. Irland fordert für Advanced Practice Midwives mindestens 3 Jahre Berufserfahrung innerhalb der vorausgegangenen fünf Jahre, davon ein Jahr in Vollzeit (109). Für irische Hebammen, die Clinical Midwife Specialist werden

wollen, wird ein Jahr praktische Erfahrung vorausgesetzt, eher die dafür benötigte Weiterbildung begonnen wird (110). Im Vereinigten Königreich werden
für die Übernahme der Funktion einer leitenden Hebamme oder einer Labour
Ward Coordinator fünf Jahre Berufserfahrung gefordert, teils müssen diese in
bestimmten Bereichen verbracht worden sein (18). Zudem fordern einige britische
Hebammenmasterstudiengänge, die auf Advanced Practice-Rollen vorbereiten,
mindestens ein Jahr Berufserfahrung (111,112). In Bezug auf die APM-Funktion
sprechen manche Quellen auch von bis zu sieben Jahren Berufserfahrung als
Voraussetzung (19).

Die signifikant unterschiedlichen Einschätzungen der benötigten Berufserfahrung zwischen den befragten Hebammen aus Kliniken der beiden höchsten
Versorgungsstufe und der der beiden niedrigsten Versorgungsstufen lässt sich
eventuell durch das oftmals höhere Arbeitsaufkommen in Perinatalzentren erklä-
ren. Geburtshilfliche Kliniken der Level I und II sind häufig geburtenstärker, als
Kliniken der Level III und IV, und haben zudem aufgrund der angeschlosse-
nen Neonatologie oder des Status als Maximalversorger hochkomplexe Fälle zu
betreuen (77). Die höhere Komplexität der Aufgaben und Anforderungen an Lei-
tungskompetenzen können eine Erklärung sein, dass die Befragten aus Kliniken
der Versorgungsstufen I und II signifikant häufiger ein höheres Maß an Berufserfahrung für die Übernahme verantwortungsvollere oder umfangreichere Aufgaben
als notwendig einstufen. Als Beispiele müssen hier die Betreuung vielfach vorer-
krankter Frauen, Führung eines größeren Hebammenteams oder Betreuung einer
größeren Kohorte Hebammenstudierender im Gegensatz zu Versorgungslevel III
und IV-Geburtshilfen genannt werden.

Eine Möglichkeit zur freien Angabe weiterer für nötig befundener Voraussetzungen für die zukünftige berufliche Entwicklung bestätigte größtenteils obige
Ergebnisse. Spannend war jedoch, dass einige Befragte auch die Softskills
hervorhoben, allen voran die Kommunikation. Dies lässt ein Stück weit auf negative Erfahrungen mit weitergebildeten Kolleg*innen oder Vorgesetzten schließen.
Weiterhin äußerten vier Befragte zusätzliche Anforderungen bezüglich der Voraussetzungen, z. B. dass ähnlich wie in Irland oder UK die Berufserfahrung in
Vollzeit oder in bestimmten Bereichen der Hebammenarbeit erbracht worden sein
muss.

4.3 Limitationen

Die vorliegende Studie weist mehrere Limitationen auf, die dazu führen, dass die Ergebnisse mit Vorsicht interpretiert und als vorläufig betrachtet werden müssen. Dabei basieren einige Limitationen auf der Wahl des Studiendesigns und der angewendeten Methodik, die aufgrund des explorativen Charakters der Forschungsfrage und dem weitgehend unerforschten Themengebiet gewählt wurden. Die damit einhergehenden Einschränkungen wurden daher von vorneherein akzeptiert. Dazu gehört, dass explorative Studien generell das Ziel verfolgen, Hypothesen zu generieren und nicht zu testen, wodurch Ergebnisse dieser Studie von vorneherein als vorläufig angelegt sind und weiterer Untersuchungen bedürfen. Wie eingangs in der Zielsetzung für diese Forschungsarbeit erklärt, sollen die Ergebnisse erste Trends und Hinweise aufzeigen, wie sich junge Bachelorhebammen weiterentwickeln möchten und was ihnen dabei wichtig ist. Daraus soll weiterer Forschungsbedarf abgeleitet werden.

Auch das Studiendesign der Querschnittstudie ist mit einigen Einschränkungen assoziiert. Sie gehört zu den nicht-experimentellen Studien, bei denen das Feststellen kausaler Zusammenhänge zwischen Variablen nicht möglich ist. Somit können zwar Assoziationen, jedoch keine Ursachen-Wirkungs-Beziehung zwischen zwei Variablen identifiziert werden. Dies war allerdings auch nicht das Ziel der vorliegenden Studie. Um die Forschungsfrage zu beantworten und die gesetzten Ziele zu erreichen, ist die Querschnittstudie ein angemessen gewähltes Design, auch weil, wie oben dargelegt, klar war, das weiterführende Arbeiten zur Bestätigung der Ergebnisse nötig sind.

Durch die Wahl, die Befragung mit einem Online-Fragebogen durchzuführen, wurden ebenfalls verschiedene Limitationen in Kauf genommen: Zum einen können Teilnehmer*innen ihre Antworten bewusst oder unbewusst verzerren (z. B. durch soziale Erwünschtheit). In einer Online-Befragung fehlt die Möglichkeit, durch direkte Beobachtung oder Interviews die Validität der Antworten zu überprüfen. Zum anderen besteht bei einer Online-Befragung keine Kontrolle des Forschenden über den Kontext, in dem die Befragung ausgefüllt wird. Ablenkungen oder unaufmerksames Ausfüllen können dabei die Datenqualität beeinträchtigt haben. Auch die Art der Stichprobenziehung ist hier als weitere Limitation zu nennen. Diese erfolgte, wie bei Online-Befragungen üblich, per Selbstselektion. Zur Verbreitung des Fragebogens wurde zusätzlich das Schneeballprinzip zu Hilfe genommen. Sie entspricht damit den nicht-probabilistischen Stichproben und gilt somit als nicht repräsentativ (89). Zudem besteht durch die Selbstselektion die Gefahr, dass lediglich Personen teilgenommen haben, die ein besonderes Interesse an dem Thema hatten, was die Objektivität der Ergebnisse beinträchtigen kann. Vor dem Hintergrund der schwer erreichbaren und überwiegend jungen Studienpopulation wurde durch die Wahl dieser Befragungsform das größte Potential für das Erreichen des optimalen Stichprobenumfangs gesehen, auch wenn die hier aufgeführten Einschränkungen einen kritischen Blick auf die Ergebnisse erfordern.

Einige Limitationen ergaben sich erst aus dem Forschungsprozess. Für die Aussagekraft der Ergebnisse spielt ein valides Datenerhebungsinstrument eine zentrale Rolle. In Ermangelung eines passenden validierten Fragebogens wurde die Befragung hier mit einem eigens erstellten durchgeführt. Obwohl dieser unter Hinzuziehung entsprechender Literatur und themenverwandter, validierter Fragebögen gewissenhaft erstellt und einem Pretest unterzogen wurde, können Qualität und Validität und damit die Zuverlässigkeit und Aussagekraft der generierten Ergebnisse Einschränkungen aufweisen. Bei der Auswertung der Fragebogenrückläufer konnten allerdings konsistente Daten registriert werden. Weiterhin konnte die Populationsgröße nur näherungsweise bestimmt werden (s. Abschnitt 2.2.2), was die Bestimmung eines optimalen Stichprobenumfangs erschwerte und absehbar zu einer eingeschränkten Repräsentativität der erhobenen Daten führte. Die näherungsweise bestimmte optimale Stichprobengröße konnte zudem im Rahmen der Rekrutierung von Teilnehmenden nicht erreicht werden, somit kann mit hoher Wahrscheinlichkeit nicht von einer Verallgemeinerbarkeit der Studienergebnisse auf die Population der im Krankenhaus angestellt tätigen Bachelorhebammen mit maximal sieben Jahren Berufserfahrung ausgegangen werden. Die geringe Stichprobengröße führt zudem zu einer geringeren Aussagekraft und Robustheit statistischer Analysen. Die Möglichkeit, statistisch signifikante Ergebnisse zu erzielen, wird reduziert, und die Gefahr von Zufallsergebnissen steigt. Da die Auswertung überwiegend deskriptiv erfolgte, fällt die letztgenannte Einschränkung nicht sehr stark ins Gewicht.

Die genannten Limitationen führen zusammengefasst zu einer stark eingeschränkten Generalisierbarkeit der Studienergebnisse. Vor dem Hintergrund, dass in dem Themengebiet eine Forschungslücke existiert und keine anderen Studien gefunden werden konnten, in denen Hebammen zu gegenwärtigen und zukünftigen Entwicklungsmöglichkeiten in Klinik-Kontext befragt wurden, geben die Ergebnisse dennoch wertvolle Informationen, um Hypothesen zu generieren und den Ausgangspunkt für weitergehende Forschung mit robusteren Designs und größeren Stichproben zu bilden. Das Ziel, Anstöße für zukünftige Forschungsarbeiten zu geben, wird dennoch erreicht. Einige der abzuleitenden Implikationen für Forschung und Praxis sind im Folgenden dargestellt.

4.4   Bedeutung für die Hebammenpraxis

Die Studienergebnisse haben die gegenwärtige Unzufriedenheit der Hebammen mit ihren Chancen zur beruflichen Entwicklung und Karriere, sowie den Einsatzmöglichkeiten ihrer im Bachelorstudium erworbenen, über das Fachwissen hinausgehenden, Kompetenzen aufgezeigt. Gleichzeitig stellte sich ein großes Interesse am Thema und eine immense Motivation und Bereitschaft zur Übernahme umfangreicherer und verantwortungsvollerer Funktionen heraus. Dies zeigt die dringende Notwendigkeit und logische Konsequenz auf die erfolgte Akademisierung der Hebammenausbildung, Karrierepfade für Hebammen im Krankenhaussetting zu etablieren und zu definieren. Diese müssen über Praxisanleiter*innen und Teamleitungen hinausgehen. Im Rückschluss auf die Ergebnisse sind dabei der Anstoß einer Diskussion zur Einführung von Advanced Practice-Rollen in der klinischen Hebammenpraxis mit unterschiedlichen Schwerpunkten, die Etablierung kontinuierlicher hebammengeleiteter Versorgungskonzepte mit einer engeren Verknüpfung von klinischen und außerklinischen Hebammentätigkeitsbereichen sowie Hebammenforschung und Hebammenpraxis und die Anerkennung der Selbstständigkeit und Eigenverantwortlichkeit der Hebammenberufsgruppe zu nennen. Im Zuge der Einführung sollten der Einbezug wissenschaftlicher Kompetenzen, die Möglichkeit für flexible Arbeitszeiten und eine Teilzeitoption, Bereitstellung von Arbeitsplatzinfrastruktur (z. B. PC-Arbeitsplatz, Literaturdatenbanken) und die Förderung interdisziplinären Arbeitens auf Augenhöhe Beachtung finden.

Die Etablierung von flächendeckend einheitlichen Stellenbeschreibungen für eine examinierte Hebamme und davon abgrenzbaren umfangreicheren oder verantwortungsvolleren Funktionen auf den Karrierepfaden scheint dringend nötig. So ist es möglich, Zuständigkeiten, Rollen und Arbeitsinhalte klar zu definieren und eine Grundlage für eine berufsgruppenspezifische differenzierte Vergütungsstruktur zu schaffen. Auch die Abgrenzung der Hebammentätigkeit von anderen Gesundheitsberufen, wie der Pflege, wird erleichtert. Gegenwärtig werden Hebammen oftmals mit der Pflege zusammengefasst, was weder dem Ausmaß der Selbstständigkeit in der Berufsausübung noch den Unterschieden im Ausbildungsweg gerecht wird.

Die Voraussetzungen für den Kompetenzerwerb zur Umsetzung einer autonomen, hebammengeleiteten Geburtshilfe bei physiologischen Rahmenbedingungen lassen sich bereits aus dem Hebammengesetz herauslesen (14). Es liegt ein Stück weit an den Klinikhebammen selbst, eine kontinuierliche, evidenzbasierte, primär hebammengeleitete Geburtshilfe in den Krankenhäusern zu etablieren und die hierfür notwendigen Kompetenzen zu erlernen und weiterzugeben. Die Etablierung von Entwicklungsmöglichkeiten birgt jedoch das Potential durch das Generieren wissenschaftlicher Zahlen und Nachweis der Qualität von hebammengeleiteter Versorgung, Förderung innovativer Konzepte und qualitativ hochwertiger Ausbildung folgender Hebammengenerationen, sowie adäquate Management- und Führungskompetenzen diesen Wandel zu unterstützen. Die Offenheit hierfür durch die eigenen Berufsgruppe bzw. die Überzeugung für die Notwendigkeit von Ärztinnen und Ärzten, Kolleg*innen weiterer angrenzender Berufsgruppen sowie Krankenhausmanager*innen ist eine unumgängliche Voraussetzung.

4.5 Implikationen für die zukünftige Forschung

Eine auf Basis der hier durchgeführten Studie ergänzende Untersuchung mit repräsentativer Fallzahl ist nötig, um die Ergebnisse zu bestätigen. Dennoch lassen sich einige Implikationen für weiterführende Forschungsarbeiten ableiten.

In den Ergebnissen waren Trends für eine unterschiedliche Einschätzung in Bezug auf Möglichkeiten für berufliche Entwicklung, angemessener Vergütung und als angemessen empfundene Berufserfahrung als Voraussetzung für die Übernahme verantwortungsvollerer Tätigkeiten zwischen Hebammen aus Perinatalzentren der Versorgungsstufen I und II und Hebammen aus Geburtskliniken der Versorgungsstufen III und IV erkennbar. Hier wäre es interessant die Komplexität der geburtshilflichen Versorgung und die Geburtenstärke der Kliniken mit entsprechend größeren Hebammenteams als Einflussfaktor auf zukünftige Entwicklungsmöglichkeiten und deren Voraussetzungen wissenschaftlich zu untersuchen.

Zudem ist die Akademisierung der Hebammenausbildung gerade erst vollzogen worden. Trotz einer steigenden Zahl Hebammen mit akademischem Hintergrund sind eine Vielzahl schulisch ausgebildeter Hebammen noch für viele Jahre in der Praxis und den Krankenhäusern tätig. Es wäre sinnvoll, deren gegenwärtige Einschätzung zu Entwicklungsmöglichkeiten, sowie Visionen und Wünsche für die Zukunft abzufragen und den Befragungsergebnissen der Bachelorhebammen gegenüberzustellen. Die schulisch ausgebildeten Hebammen haben nicht automatisch Zugang zu Bildungsangeboten auf Hochschulniveau oder möchten diese möglicherweise auch nicht wahrnehmen. Der Aspekt spielt daher eine wichtige Rolle bei der Frage, auf welchen Niveaus Weiterbildungsangebote etabliert werden sollen oder ob ein breiteres Angebot nachqualifizierender Bachelorstudiengänge nötig ist.

Weiterhin wäre es wünschenswert die Einführung von erweiterten Hebammen-funktionen in Krankenhäusern, z. B. Advanced Practice-Rollen, wissenschaftlich zu begleiten. So könnten eventuelle Vor- und Nachteile und Effekte auf die Versorgung, Qualität und Arbeitszufriedenheit belegt werden und in die Diskussion zur flächendeckenden Etablierung solcher Funktionen einfließen. In dem Zusammenhang könnte auch untersucht werden, welche Funktionen, die beispielsweise bereits in anderen Ländern etabliert sind, sinnvoll sind ins hiesige System zu übernehmen. Unterschiede und individuelle Herausforderungen der Gesundheitssysteme müssen dabei beachtet werden. Zuletzt erscheint es mit Blick auf umfangreichere und verantwortungsvollere Funktionen auch sinnvoll, die Bildungsangebote, die die Grundlage für deren Ausübung bilden, also beispielsweise Bachelor- und Masterstudiengänge, aber auch Weiterbildungskurse hinsichtlich der notwendigen Kompetenzvermittlung zu evaluieren.

Fazit

5

Im Rahmen der vorliegenden Masterarbeit wurde eine prospektive Querschnittstudie mit explorativer Fragestellung zum Thema Entwicklungsmöglichkeiten und Karrierechancen von im Krankenhaus angestellten Hebammen in Deutschland durchgeführt. Das Ziel der Studie war erste Zahlen zu diesem weitgehen unerforschten Themenfeld zu generieren und die Sicht der Hebammen auf gegenwärtige und zukünftige Entwicklungsmöglichkeiten, sowie hierfür benötigte Voraussetzungen zu beleuchten. Im Folgenden werden die Ergebnisse noch einmal knapp zusammengefasst und die Forschungsfrage beantwortet, das Erreichen der Forschungsziele wird beleuchtet und ein abschließendes Fazit gezogen.

Wie schätzen im Krankenhaus angestellt tätige Hebammen mit Bachelorabschluss am Berufsstart ihre beruflichen Entwicklungsmöglichkeiten und Karrierechancen ein?

Berufliche Entwicklungsmöglichkeiten sind ein Thema, dass die jungen Bachelor-Hebammen beschäftigt. Sie haben aus ihrer Sicht gegenwärtig nur wenige Möglichkeiten für eine Entwicklung, die mit verantwortungsvolleren oder umfangreicheren Aufgaben einhergehen und eine angepasste Vergütung zur Folge haben. Dementsprechend unzufrieden sind sie mit ihren Chancen, sowie damit, ihre Bachelorkompetenzen und gesetzlich gewährte berufliche Autonomie im Klinikkontext einzusetzen.

Welche Visionen und Wünsche haben die im Krankenhaus angestellt tätige Hebammen mit Bachelorabschluss in Bezug auf die Weiterentwicklung ihrer Hebammenlaufbahn?

Die Befragten wünschen sich für die Zukunft eine primär hebammengeleitete Geburtshilfe im Kliniksetting, in der sie ihre Kompetenzen vollumfänglich entsprechend der Definition des ICM kombiniert mit der Erweiterung, Kompetenzen für klinikinterne wissenschaftliche Arbeiten und eigene Qualitätssicherung,

© Der/die Autor(en), exklusiv lizenziert an Springer Fachmedien Wiesbaden GmbH, ein Teil von Springer Nature 2025
C. Junghahn, *Entwicklungsmöglichkeiten von akademisch ausgebildeten Klinik-Hebammen in Deutschland*, BestMasters,
https://doi.org/10.1007/978-3-658-47852-0_5

85

sowie Gestalten interdisziplinärer Fortbildungen einsetzen können. Sie möchten damit primär die geburtshilfliche Versorgung verbessern. In diesem Zuge sollen Kompetenzen aus den Bereichen Management, Forschung, Ausbildung und fortgeschrittene Hebammenpraxis eingesetzt werden, was in hohem Maße dem Wunsch der Etablierung von Advanced Practice-Rollen entspricht. Von größerem Interesse zeigte sich zudem das Entwicklungsfeld Ausbildung. Zentral ist dabei insgesamt die Steigerung der beruflichen Autonomie, die Option in Teilzeit und im direkten Klient*innenkontakt arbeiten zu können.

Welche Voraussetzungen sehen im Krankenhaus angestellt tätige Hebammen mit Bachelorabschluss hierfür als adäquat an?

Als Voraussetzungen werden zwischen zwei und fünf Jahren Berufserfahrung als angemessen eingestuft. Zudem sehen die Hebammen den Bachelorabschluss oftmals als ausreichend an, teils werden je nach Aufgabengebiet spezifische Fachweiterbildungen oder auch ein Masterabschluss als angemessen angesehen. Die Vergütung von Klinikhebammen muss aus deren Sicht grundsätzlich auf ein dem Bachelorabschluss angemessenes Niveau angehoben werden und benötigt eine Staffelung für Hebammen, die verantwortungsvollere/umfangreichere Aufgaben übernehmen.

Die Studienergebnisse konnten die dreigliedrige Hauptfragestellung der Arbeit somit beantworten und das Ziel erreichen, erste Erkenntnisse zu generieren, welchen Standpunkt junge akademisch ausgebildete Hebammen in Bezug auf berufliche Entwicklungsmöglichkeiten im Krankenhaus-Setting gegenwärtig und für ihre Zukunft vertreten. Aufgrund der geringen Fallzahl und fehlenden Repräsentativität der Studie fällt es schwer, das eingangs formulierte Ziel zum Aussprechen von Empfehlungen zur Einrichtung von Weiterbildungsangeboten und Positionen im Krankenhaus zu geben. Relativ klar herauskristallisiert hat sich aus Sicht der Hebammen die Notwendigkeit von Advanced Practice-Funktionen. Für diese wird im internationalen Kontext ein hebammenwissenschaftlicher Masterabschluss vorausgesetzt (s. Abschnitt 1.2.3). Somit kann die Notwendigkeit zum Ausbau solcher Angebote abgeleitet werden. Auch die anderen Entwicklungsfelder waren für viele der befragten Bachelorhebammen von Interesse, insbesondere das Ausbildungsfeld. In verschiedenen Ländern sind für die einzelnen Felder bereits differenzierte Funktionen und Rollen vorhanden. Welche davon auch im hiesigen Gesundheitssystem und vor dem Hintergrund zukünftiger Herausforderungen in der Versorgung der Schwangeren, Gebärenden, Wöchnerinnen und deren Kindern, sowie des Arbeitsmarkts und der Personalakquise sinnvoll sind einzuführen, bedarf näherer Beleuchtung. Ebenso, welche Bildungsangebote und -niveaus hierfür angemessen sind. Trotz ausstehender Bestätigung der Repräsentativität der Ergebnisse, können sie Ausgangspunkt für die Bildung von Hypothesen sein. Diese können zum Beispiel die Arbeitszufriedenheit der Hebammen, die Versorgungsqualität stationärer Hebammenleistungen oder geburtshilfliche Outcomes von Frauen und Kindern in Folge der Etablierung von beruflichen Entwicklungsmöglichkeiten in den Blick nehmen.

Abschließend muss gesagt werden, dass Hebammen hochqualifizierte Fachkräfte sind und eine wichtige Stellung in der Versorgung von Schwangeren, Gebärenden, Wöchnerinnen und deren Kinder einnehmen. Die erfolgte Akademisierung der Hebammenausbildung bildet die Voraussetzung, um evidenzbasiert, ganzheitlich, gesundheitsfördernd und unter Beachtung individueller Einflussfaktoren auf die Gesundheit Frauen und Kinder begleiten zu können. Sie öffnet den Hebammen weiterhin Möglichkeiten, anschlussfähige Bildungsabschlüsse zu erwerben, um die bestmögliche Versorgung und geburtshilfliche Outcomes sicherzustellen. Dafür benötigt es motivierte, innovative Hebammen in den Feldern der Hebammenforschung, -ausbildung, in Leitungsfunktionen und in der praktischen Tätigkeit. Das Krankenhaus nimmt dabei eine herausragende Stellung als Geburtsort bei werdenden Eltern und als Arbeitsplatz für Hebammen ein. Um neben oben genannten Aspekten in diesem Setting eine individuelle, interventionsarme und teils komplexer werdende Begleitung sicherzustellen, sind differenzierte Funktionen für Hebammen notwendig. Hebammen mit spezialisierten Kenntnissen zur Betreuung bestimmter Klient*innengruppen mit erweiterten Bedarfen, Hebammen, die sich für eine hebammengeleitete, qualitativ hochwertige Geburtshilfe stark machen, Hebammen, die junge und werdende Hebammen ausbilden und anleiten, Hebammen, die Teams und Teilbereiche koordinieren, leiten und für eine sichere Geburtshilfe sorgen, Hebammen, die forschen und Forschungsergebnisse in die Praxis implementieren und Hebammen, die Verantwortung übernehmen und partnerschaftlich mit Kolleg*innen anderer Disziplinen und den Eltern zusammenarbeiten. Die befragten Hebammen zeigen sich diesbezüglich hochmotiviert und interessiert, womit zusammen mit der hochwertigen Ausbildung auf akademischem Niveau die Voraussetzungen aus Hebammensicht erfüllt sind, um jetzt die Etablierung solcher Funktionen anzustoßen und den Weg für eine bessere Versorgung mit weniger Interventionen, besseren Outcomes, höherer Zufriedenheit bei Familien und Hebammen und in der Folge höherer Kosteneffizienz in Gesundheitssystem zu beschreiten.

Literaturverzeichnis

1. Albrecht M, Loos S, an der Heiden I, Temizdemir E, Ochmann R, Sander M, u. a. Stationäre Hebammenversorgung: Gutachten für das Bundesministerium für Gesundheit. Berlin: IGES Institut; 2019.
2. Sander M, Albrecht M, Loos S, Stengel V. Studie zur Hebammenversorgung im Freistaat Bayern: Studie für das bayerische Staatsministerium für Gesundheit und Pflege. Berlin: IGES Institut; 2018.
3. Sander M, Temizdemir E, Albrecht M. Hebammenstudie Sachsen-Anhalt: Regionale Bedarfe und deren Deckung durch Leistungen der Geburtshilfe inklusive der Vor- und Nachsorge: Studie für das Ministerium für Arbeit, Soziales und INtegration des Landes Sachsen-Anhalt [Internet]. Berlin: IGES Institut; 2018. Verfügbar unter: https://ms.sachsen-anhalt.de/fileadmin/Bibliothek/Politik_und_Verwaltung/MS/ MS/2_Aktuelles_Gesundheit/IGES_Hebammenstudie_Sachsen_Anhalt_11-2018.pdf
4. Bauer N, Blum K, Löffert S, Luksch K. Gutachten zur Situation der Hebammenhilfe in Hessen: Gutachten des Deutschen Krankenhausinstituts (DKI) und der Hochschule für Gesundheit (hsg) Bochum, StB Hebammenwissenschaft für das Hessische Ministerium für Soziales und Integration (HMSI). Bochum/ Düsseldorf: Hochschule für Gesundheit Bochum; 2019.
5. Kohler, Stefan & Bärnighausen, Till. Entwicklung und aktuelle Versorgungssituation in der Geburtshilfe in Baden-Württemberg: Bericht für den Runden Tisch Geburtshilfe in Baden-Württemberg. Heidelberg: Universität Heidelberg; 2018.
6. Bauer N, Schäfers R, Peters M, Villmar A. Forschungsprojekt Geburtshilfliche Versorgung durch Hebammen in Nordrhein-Westfalen: Abschlussbericht der Teilprojekte Mütterbefragung und Hebammenbefragung. Bochum: Hochschule für Gesundheit Bochum; 2020.
7. Bovermann Y. Kompetenzen von Hebammen. Deutscher Hebammenverband e.V.; 2019.

© Der/die Herausgeber bzw. der/die Autor(en), exklusiv lizenziert an Springer Fachmedien Wiesbaden GmbH, ein Teil von Springer Nature 2025
C. Junghahn, *Entwicklungsmöglichkeiten von akademisch ausgebildeten Klinik-Hebammen in Deutschland*, BestMasters,
https://doi.org/10.1007/978-3-658-47852-0

8. NHS Health Education England. Advanced Clinical Practice in Midwifery: Capability Framework [Internet]. 2022. Verfügbar unter: https://healtheducationengland. sharepoint.com/sites/APWC/Shared%20Documents/Forms/AllItems.aspx?id=%2Fs ites%2FAPWC%2FShared%20Documents%2FResources%20and%20News%2FR eports%20and%20publications%2FAdvanced%20Clinical%20Practice%20in%20M idwifery%20%2D%20Capability%20Framework%2Epdf&parent=%2Fsites%2FA PWC%2FShared%20Documents%2FResources%20and%20News%2FReports% 20and%20publications&p=true&ga=1

9. Vereinigung der kommunalen Arbeitgeberverbände. Durchgeschriebene Fassung des TVöD für den Dienstleistungsbereich Krankenhäuser: im Bereich der Vereinigung der kommunalen Arbeitgeberverbände (TVöD-K): Stand 01.01.2023. 2006.

10. Bode A, Bauer N, Hellmers C. Arbeitszufriedenheit von Hebammen im Kreißsaal. Hebamme. 2016;29(02):118–23.

11. Matthews R, Hyde R, Llewelyn F, Shafiei T, Newton M, Della Forster A. Factors associated with midwives' job satisfaction and experience of work: a cross-sectional survey of midwives in a tertiary maternity hospital in Melbourne, Australia. Women Birth J Aust Coll Midwives. 2022;35(2):e153–62.

12. Sander M, Albrecht M, Temizdemir E. Hebammenstudie Sachsen: Studie zur Erfassung der Versorgungssituation mit Hebammenleistungen in Sachsen sowie zur Möglichkeit der kontinuierlichen landesweiten Erfassung von Daten über Hebammenleistungen: Studie für das sächsische Staatsministerium für Soziales und Verbraucherschutz. Berlin: IGES Institut; 2019.

13. Grieshop M. Berufliche Bildung im Hebammenwesen – das Studium für Hebammen als Schlüsselelement für die Zukunft des Berufes? In: Darmann-Finck I, Sahmel KH, Herausgeber. Pädagogik im Gesundheitswesen. Berlin and Heidelberg: Springer; 2023. S. 137–52. (Springer Reference Pflege – Therapie – Gesundheit).

14. Bundesministerium der Justiz. Gesetz über das Studium und den Beruf von Hebammen. 2020.

15. Dachs C. Standpunkt des Deutschen Hebammenverband e. V. zur Hebammenausbildung auf Hochschulniveau. Deutscher Hebammenverband e.V.; 2015.

16. Flämig R. Erleben des klinischen Berufseinstieges von frisch examinierten B.Sc. Hebammen [Bachelorarbeit [unveröffentlicht]]. [Fulda]: Studiengang Hebammenkunde B.Sc., Fachbereich Gesundheitswissenschaften, Hochschule Fulda; 2023.

17. Stertz N, Blättner B, Müller-Rockstroh B. Berufseinstieg nach dem Studium: Wo arbeiten die Absolventinnen des Bachelorstudiengangs Hebammenkunde an der Hochschule Fulda? Hebammenforum. 2018;19(3):288–91.

18. Royal College of Midwives. Career Framework [Internet]. 2018 [zitiert 25. Juni 2024]. Verfügbar unter: https://www.ilearn.rcm.org.uk/mod/hvp/view.php?id=7759& forceview=1

19. Goemaes R, Beeckman D, Goossens J, Shawe J, Verhaeghe S, van Hecke A. Advanced midwifery practice: An evolutionary concept analysis. Midwifery. 2016;42:29–37.

20. NRW: 54,6 Prozent mehr Studierende der Hebammenkunde als ein Jahr zuvor [Internet]. 2023 [zitiert 8. März 2024]. Verfügbar unter: https://www.it.nrw/nrw-546-pro zent-mehr-studierende-der-hebammenkunde-als-ein-jahr-zuvor-120744

21. Deutscher Hebammenverband e.V. Faktencheck zur Akademisierung des Hebammen-
    berufs [Internet]. 2022 [zitiert 13. Dezember 2023]. Verfügbar unter: https://www.uns
    ere-hebammen.de/themen/akademisierung/fakten-zur-akademisierung/
22. Kauffeld S. Arbeits-, Organisations- und Personalpsychologie für Bachelor. 2., überar-
    beitete Auflage. Berlin and Heidelberg: Springer; 2014. (Lehrbuch).
23. Latzke M, Schneidhofer TM, Mayrhofer W, Pernkopf K. Karriereforschung: Konzep-
    tioneller Rahmen, zentrale Diskurse und neue Forschungsfelder. In: Kauffeld S, Spurk
    D, Herausgeber. Handbuch Karriere und Laufbahnmanagement. Berlin, Heidelberg:
    Springer Berlin Heidelberg; 2017. S. 1–33.
24. Neuberger O, Allerbeck M. Arbeitszufriedenheit. ZIS – GESIS Leibniz Institute for the
    Social Sciences; 1997.
25. Europäischen Zentrum für die Förderung der Berufsbildung. Berufliche Entwicklung
    in der Praxis: Ein Überblick über die Bildungs- und Berufsberatung zur Förderung von
    Arbeitnehmern. Thessaloniki; 2009. (Cedefop Panorama Series).
26. Balderjahn I, Specht G. Einführung in die Betriebswirtschaftslehre. 7., überarbeitete
    Auflage. Stuttgart: Schäffer-Poeschel Verlag; 2016.
27. Jarosova D, Gurkova E, Palese A, Godeas G, Ziakova K, Song MS, u. a. Job satisfaction
    and leaving intentions of midwives: analysis of a multinational cross-sectional survey.
    J Nurs Manag. 2016;24(1):70–9.
28. The CPD Certification Service. What is Continuous Professional Development (CPD)?
    [Internet]. 2020 [zitiert 5. März 2024]. Verfügbar unter: https://cpduk.co.uk/explai
    ned#:~:text=CPD%20stands%20for%20Continuing%20Professional,proficiency%20t
    hroughout%20a%20professional%27s%20career.
29. The CPD Certification Service. CPD for midwives in the UK [Internet]. 2020 [zitiert
    5. März 2024]. Verfügbar unter: https://cpduk.co.uk/news/importance-of-revalidation-
    cpd-for-midwives-uk-midwifery
30. Europäische Kommission, Generaldirektion Beschäftigung, Soziales und Integration,
    Generaldirektion Bildung, Jugend, Sport und Kultur. Ein europäischer Raum des
    lebenslangen Lernens. Publications Office; 2002.
31. Landesrecht Baden-Württemberg. Verordnung des Sozialministeriums über die
    Berufspflichten der Hebammen und Entbindungspfleger [Internet]. Dez 2, 2016. Ver-
    fügbar unter: https://www.landesrecht-bw.de/jportal/;jsessionid=B515540CC3F4810
    C59EC6DAA6CA4BDD2.jp90?quelle=jlink&query=HebBerufsV+BW&psml=bsb
    awueprod.psml&max=true&aiz=true#jlr-HebBerufsVBW2017pP7
32. Landesrecht Hessen. Berufsordnung für Hebammen und Entbindungspfleger [Inter-
    net]. Juni 12, 2018. Verfügbar unter: https://www.rv.hessenrecht.hessen.de/bshe/doc
    ument/jlr-HebBOHE2011V2P2
33. Ministerium des Inneren des Landes Nordrhein-Westfalen. Berufsordnung für Hebam-
    men [Internet]. Juni 6, 2017. Verfügbar unter: https://recht.nrw.de/lmi/owa/br_text_a
    nzeigen?v_id=71520170628110740035
34. Marshall JE, Fraser D. Myles professional studies for midwifery education and prac-
    tice: Concepts and challenges. Edinburgh: Elsevier; 2019.
35. Personio SE & Co. KG. Unterschied: Fortbildung und Weiterbildung [Internet]. 2023
    [zitiert 8. März 2024]. Verfügbar unter: https://www.personio.de/hr-lexikon/unters
    chied-fortbildung-weiterbildung/

36. International Confederation of Midwives. ICM Definitions [Internet]. 2023 [zitiert 8. März 2024]. Verfügbar unter: https://www.internationalmidwives.org/our-work/policy-and-practice/icm-definitions.html

37. Bundesministerium der Justiz. Studien- und Prüfungsverordnung für Hebammen. Jan, 2020.

38. Bundesministerium der Justiz. Gesetz über den Beruf der Hebamme und des Entbindungspflegers (Aufgehoben). Juli 1, 1985.

39. Deutscher Hebammenverband e.V. Wie werde ich Hebamme? [Internet]. 2023 [zitiert 26. März 2024]. Verfügbar unter: https://hebammenverband.de/hebamme-werden-und-sein/das-studium

40. Deutsche Gesellschaft für Hebammenwissenschaft e.V. Hebamme im Master – Studienmöglichkeiten [Internet]. 2024 [zitiert 28. Juni 2024]. Verfügbar unter: https://www.dghwi.de/studium-forschung/studiengaenge-master/

41. Deutscher Hebammenverband e.V. Zahlenspiegel zur Situation der Hebammen 11/2021. 2021.

42. Deutscher Hebammenverband e.V. Wie arbeiten Hebammen? Tätigkeit im Überblick [Internet]. 2023 [zitiert 26. März 2024]. Verfügbar unter: https://hebammenverband.de/hebamme-werden-und-sein/wie-arbeiten-hebammen

43. Köbke A. Da geht noch was: Gute Argumente für Gehaltsverhandlungen. Hebammenforum. 2024;25(2):67–71.

44. Ramsell A. Argumentationspapier des Deutschen Hebammenverbands e. V. zur Eingruppierung der Hebammen im TVöD. Deutscher Hebammenverband e.V., Herausgeber. 2023.

45. Vereinte Dienstleistungsgewerkschaft AG Hebammen. Positionspapier zur Eingruppierung der Hebammen im TVöD: Tarifverhandlungen TVöD 2020. 2020.

46. The World by Income and Region [Internet]. 2022 [zitiert 3. März 2024]. Verfügbar unter: https://datatopics.worldbank.org/world-development-indicators/the-world-by-income-and-region.html

47. Doody O, Bailey ME. The development of clinical nurse specialist roles in Ireland. Br J Nurs Mark Allen Publ. 2011;20(14):868–72.

48. Wickham S. What are the roles of clinical nurses and midwife specialists? Br J Nurs. 2013;22(15):867–75.

49. Mac Lellan K. Expanding practice: developments in nursing and midwifery career pathways. Nurs Manag Harrow. 2007;14(3):28–34.

50. Berufskonferenz Hebamme der Fachkonferenz Gesundheit und Schweizerischer Hebammenverband. Positionspapier zu Advanced Midwifery Practice im schweizerischen Kontext – Ein Dokument zur professionsinternen Information, Diskussion und Weiterentwicklung. 2021.

51. Robinson A. The Role of Consultant Midwife: An exploration of the expectations, experiences and intricacies [Internet] [Thesis for the degree of Doctor of Philosophy]. University of Southampton; 2012. Verfügbar unter: https://eprints.soton.ac.uk/349088/1/Final%2520Thesis.pdf

52. Booth J, Hutchison C, Beech C, Robertson K. New nursing roles: the experience of Scotland's consultant nurse/midwives. J Nurs Manag. 2006;14(2):83–9.

53. Coughlan LM, Patton D. A qualitative descriptive exploration of the educational and career plans of early career neonatal nurses and midwives: An Irish perspective. Nurse Educ Pract. 2018;28:182–8.

54. Beattie, Angela BSc , MSc, RGN, Hek, Gill MA, RGN, NDN, CertEd, Ross, Kath MA, RGN, RM, Galvin, Kathleen BSc , PhD, RGN. Future career pathways in nursing and midwifery. A Delphi survey of nurses and midwives in South West England. [Miscellaneous Article]. J Res Nurs. 2004;9(5):348–64.

55. Office of the Nursing & Midwivery Services Director. Career Pathways for Nurses and Midwives [Internet]. 2019 [zitiert 20. Juni 2024]. Verfügbar unter: https://health service.hse.ie/about-us/onmsd/careers-in-nursing-and-midwifery/career-pathways-nur ses-midwives.html

56. Deutscher Hebammenverband e.V. Tätigkeitsbeschreibungen von Hebammen. 2019.

57. Smith S, Gullick J, Ballard J, Perry L. Clinician researcher career pathway for registered nurses and midwives: A proposal. Int J Nurs Pract. 2018;24(3):e12640.

58. Chief Nursing Officers of England, Northern Ireland, Scotland and Wales. Midwifery 2020: Delivering expectations. London: Midwifery 2020 Programme; 2010.

59. Folliard KJ. Future Clinical Academic Midwife. BMJ [Internet]. 2022;30(6). Verfügbar unter: https://www.britishjournalofmidwifery.com/content/professional/future-clinical-academic-midwife/

60. Pye C, Tinkler L, Metwally M. Clinical research nurse and midwife as an integral member of the Trial Management Group (TMG): much more than a resource to manage and recruit patients. BMJ Lead. 2022;7(2):152–5.

61. International Confederation of Midwives. Essential Competencies for Midwifery Practice [Internet]. 2019. Verfügbar unter: https://internationalmidwives.org/resources/ess ential-competencies-for-midwifery-practice/

62. Smith R, Leap N, Homer C. Advanced midwifery practice or advancing midwifery practice? Women Birth J Aust Coll Midwives. 2010;23(3):117–20.

63. Vermeulen J, Luyben A, O'Connell R, Gillen P, Escuriet R, Fleming V. Failure or progress?: The current state of the professionalisation of midwifery in Europe. Eur J Midwifery. 2019;3:22.

64. Japanese Nursing Association. Midwifery in Japan [Internet]. 2018 [zitiert 28. Juni 2024]. Verfügbar unter: https://www.nurse.or.jp/english/midwifery/index.html

65. Begley C, Elliott N, Lalor J, Coyne I, Higgins A, Comiskey CM. Differences between clinical specialist and advanced practitioner clinical practice, leadership, and research roles, responsibilities, and perceived outcomes (the SCAPE study). J Adv Nurs. 2013;69(6):1323–37.

66. Nursing and Midwifery Board of Ireland. Advanced Practice (Midwifery) Standards and Requirements. 2018.

67. Health Education England, University of East Anglia. Advanced Clinical Practice (ACP) in Midwifery: A deep dive analysis into the use and development of ACP in Maternity Services. 2020.

68. Darwin Z, McGowan L, Edozien LC. Antenatal mental health referrals: review of local clinical practice and pregnant women's experiences in England. Midwifery. 2015;31(3):e17-22.

69. Irwin J. Developing a role for a diabetes specialist midwife. Br J Midwifery. 2009;17(2):92–6.

70. Millington S, Magarey J, Dekker GA, Clark RA. Cardiac conditions in pregnancy and the role of midwives: A discussion paper. Nurs Open. 2019;6(3):722–32.

71. Osbourne A. Open dialogue. What does it take to be a consultant midwife? Br J Midwifery. 2001;9(4):218.

72. Krahl A. Advanced Midwifery Practice – ein erweitertes Handlungsfeld für Hebammen. Hebamme. 2023;36(03):20–9.

73. Royal College of Physicians and Surgeons of Canada. CanMEDS: Better standards, better physicians, better care [Internet]. 2015 [zitiert 5. Juni 2024]. Verfügbar unter: https://www.royalcollege.ca/en/canmeds/canmeds-framework.html

74. Zürcher Hochschule für Angewandte Wissenschaften. Abschlusskompetenzen [Internet]. [zitiert 19. Mai 2024]. Verfügbar unter: https://www.zhaw.ch/de/gesundheit/stu dium/abschlusskompetenzen/

75. Marten DD. Herausforderungen und Perspektiven der praktischen Anleitung in der Hebammenausbildung: Eine qualitative Untersuchung zur Praxisanleitung als Instrument zur Stärkung der Resilienz von angehenden Hebammen [Masterthesis [unveröffentlicht]]. [Hamburg]: Fachbereich Gesundheit und Pflege der Hamburger Fern-Hochschule University of Applied Science; 2023.

76. AWMF. S3-Leitlinie: Die vaginale Geburt am Termin: AWMF-Registernummer: 015/ 083. 2020.

77. Gemeinsamer Bundesausschuss. Richtlinie des Gemeinsamen Bundesausschusses über Maßnahmen zur Qualitätssicherung der Versorgung von Früh- und Reifgeborenen gemäß § 136 Absatz 1 Nummer 2 SGB V in Verbindung mit § 92 Absatz 1 Satz 2 Nummer 13 SGB V: QFR-RL. 2023.

78. Europäisches Institut für Laktation und Stillen. IBCLC-Examen [Internet] [Internet]. 2023. Verfügbar unter: https://www.stillen-institut.com/de/ibclc-examen.html

79. Bundesministerium für Gesundheit. Nationales Gesundheitsziel: Gesund rund um die Geburt. 4. Aufl. 2017.

80. Miller S, Abalos E, Chamillard M, Ciapponi A, Colaci D, Comandé D, u. a. Beyond too little, too late and too much, too soon: a pathway towards evidence-based, respectful maternity care worldwide. Lancet Lond Engl. 2016;388(10056):2176–92.

81. WHO. WHO recommendations on antenatal care for a positive pregnancy experience [Internet]. 2016. Verfügbar unter: https://www.who.int/publications/i/item/978924154 9912

82. Renfrew MJ, McFadden A, Bastos MH, Campbell J, Channon AA, Cheung NF, u. a. Midwifery and quality care: findings from a new evidence-informed framework for maternal and newborn care. Lancet Lond Engl. 2014;384(9948):1129–45.

83. Sandall J, Soltani H, Gates S, Shennan A, Devane D. Midwife-led continuity models versus other models of care for childbearing women. Cochrane Database Syst Rev. 2016;4:CD004667.

84. Schäfers R, Kolip P, Schumann C. Zusatzangebote in der Schwangerschaft: Sichere Rundumversorgung oder Geschäft mit der Unsicherheit? Gütersloh; 2015.

85. Goeckenjan M, Brückner A, Vetter K. Schwangerenvorsorge. Gynäkol. 2021;54(8):579–89.

86. Schirmer C, Steppat S. Die Arbeitssituation von angestellten Hebammen in Kliniken – Hebammenbefragung 2015. Picker Institut Deutschland gGmbH; Deutscher Hebammenverband e.V.; 2016.

87. NHS Improvement, National Quality Board. Safe, sustainable and productive staffing. An improvement resource for maternity services. London; 2018.

88. Goemaes R, Beeckman D, Verhaeghe S, van Hecke A. Sustaining the quality of midwifery practice in Belgium: Challenges and opportunities for advanced midwife practitioners. Midwifery. 2020;89:102792.

89. Döring N. Forschungsmethoden und Evaluation in den Sozial- und Humanwissenschaften. Berlin, Heidelberg: Springer Berlin Heidelberg; 2023.

90. Elm E, Altman DG, Egger M, Pocock SJ, Gotzsche PC, Vandenbroucke JP. The Strengthening the Reporting of Observational Studies in Epidemiology (STROBE) Statement: guidelines for reporting observational studies [Internet]. 2007. Verfügbar unter: https://www.goodreports.org/reporting-checklists/strobe-cross-sectional/info/

91. Hertle D, Wende D. Versorgungskompass: Geburtshilfe und Hebammenversorgung: Teil 1: Daten rund um die Geburt und Versorgungsangebote durch Hebammen [Internet]. Berlin; 2023. Verfügbar unter: https://doi.org/10.30433/ePGSF.2023.007

92. Deutscher Hebammenverband e.V. Hebammen suchen Nachwuchs: Deutscher Hebammenverband wirbt für den Beruf: Pressemitteilung. 2015.

93. Morales Vallejo P. Tamaño necesario de la muestra: ¿Cuántos sujetos necesitamos? Estadística aplicada a las Ciencias Sociales Tamaño necesario de la muestra: ¿Cuántos sujetos necesitamos? [PhD Thesis]. [Madrid]: Facultad de Humanidades Universidad Pontificia Comillas; 2012.

94. Berger-Grabner D. Fragebogenkonstruktion und Stichprobenplanung. In: Berger-Grabner D, Herausgeber. Wissenschaftliches Arbeiten in den Wirtschafts- und Sozialwissenschaften. Wiesbaden: Springer Fachmedien Wiesbaden; 2022. S. 201–27.

95. Faulbaum F, Herausgeber. Methodische Grundlagen der Umfrageforschung. Wiesbaden: Springer Fachmedien Wiesbaden; 2019.

96. Moosbrugger H, Kelava A. Testtheorie und Fragebogenkonstruktion. Berlin, Heidelberg: Springer; 2020.

97. Bartholomeyczik E. Arbeitsbelastung in der Krankenpflege. ZIS – GESIS Leibniz Institute for the Social Sciences; 1997.

98. Berger-Grabner D, Herausgeber. Wissenschaftliches Arbeiten in den Wirtschafts- und Sozialwissenschaften. Wiesbaden: Springer Fachmedien Wiesbaden; 2022.

99. Statistik Support Söhnen. Ordinal oder Intervall? Die Metrik von Ratingskalen. [Internet]. 2018. Verfügbar unter: https://xn--statistik-support-shnen-qlc.de/2018/10/19/ordinal-oder-intervall-die-metrik-von-ratingskalen/

100. Kuckartz U, Rädiker S. Qualitative Inhaltsanalyse: Methoden, Praxis, Computerunterstützung: Grundlagentexte Methoden. 5. Auflage. Weinheim Basel: Beltz Juventa; 2022. 274 S. (Grundlagentexte Methoden).

101. Bundesministerium für Bildung und Forschung, Kultusministerkonferenz. Der DQR: DQR-Niveaus [Internet]. 2023 [zitiert 15. Juni 2024]. Verfügbar unter: https://www.dqr.de/dqr/de/der-dqr/dqr-niveaus/dqr-niveaus_node.html

102. Abteilung Hebammenwissenschaft, Institut für Gesundheitswissenschaften, Medizinische Fakultät Eberhardt Karls Universität Tübingen, Herausgeber. Modulhandbuch Hebammenwissenschaft Bachelor of Science (B.Sc.) und Berufszulassung zur Hebamme (dual-primärqualifizierend). Tübingen; 2023.

103. Vázquez-Calatayud M, Errasti-Ibarrondo B, Choperena A. Nurses' continuing professional development: A systematic literature review. Nurse Educ Pract. Januar 2021;50:102963.

104. Demary V, Malin L, Seyda S, Werner D. Berufliche Weiterbildung in Deutschland: ein Vergleich von betrieblicher und individueller Perspektive. Köln: IW, Inst. der Dt. Wirtschaft Köln Medien GmbH; 2013. 102 S. (IW-Analysen).

105. German Board and College of Obstetrics and Gynecology (GBCOG), Herausgeber. Offener Brief der Deutschen Gesellschaft für Gynäkologie und Geburtshilfe e.V. (DGGG) und des Berufsverbandes der Frauenärzte e.v. (BVF) vereint im German Board and College of Obstetrics and Gynecology (GBCOG) anlässlich der Öffentlichen Anhörung im Ausschuss für Gesundheit des Deutschen Bundestages am Mittwoch, 26. Juni 2019, zum Thema „Entwurf eines Gesetzes zur Reform der Hebammenausbildung". 2019.

106. Steinert K. Der Theorie-Praxis-Transfer in der Hebammenausbildung- ein Update aus Sicht der werdenden Hebammen [Bachelorarbeit [unveröffentlicht]]. 2020.

107. Kranz A, Schulz AA, Weinert K, Abele H, Wirtz MA. A narrative review of Master's programs in midwifery across selected OECD countries: Organizational aspects, competence goals and learning outcomes. Eur J Midwifery. 13. Juni 2024;8:1–30.

108. Akkon Hochschule für Humanwissenschaft. Weiterbildung „Hebamme in Leitungsfunktionen"- Eine Kooperation des Instituts für Weiterbildung und Beratung (iwb) der Akkon Hochschule für Humanwissenschaften und dem Deutschen Hebammenverband (DHV) [Internet]. 2024 [zitiert 15. Juni 2024]. Verfügbar unter: https://iwb-akkon.de/weiterbildung/weiterbildung-hebamme-in-leitungsfunktionen-2024-26.html

109. University College Cork, Ireland. UCC Postgraduate Courses . Nursing – Advanced Practice (Nursing/Midwifery) [Internet]. 2023 [zitiert 15. Juni 2024]. Verfügbar unter: https://www.ucc.ie/en/ckx24/

110. Office of the Nursing & Midwifery Services Director. Specialist practice in nursing and midwifery [Internet]. 2023 [zitiert 15. Juni 2024]. Verfügbar unter: https://healthservice.hse.ie/about-us/onmsd/advanced-and-specialist-practice/specialist-practice.html

111. Anglia Ruskin University. MSc Higher Midwifery Practice [Internet]. 2023 [zitiert 15. Juni 2024]. Verfügbar unter: https://www.aru.ac.uk/study/postgraduate/higher-midwifery-practice

112. City University of London. Enhanced Midwifery Care MSc Postgraduate taught degree [Internet]. 2024 [zitiert 15. Juni 2024]. Verfügbar unter: https://www.city.ac.uk/prospective-students/courses/postgraduate/enhanced-midwifery-care#accordion513943-header513943

The manufacturer's authorised representative in the EU is Springer
Nature Customer Service Centre GmbH, Europaplatz 3, 69115 Heidelberg,
Germany. If you have any concerns regarding our products, please
contact ProductSafety@springernature.com

Printed and bound by CPI Group (UK) Ltd, Croydon, CR0 4YY
30/04/2026
02100210-0001